なんごう つぐまさが説く

看護学科・心理学科学生への〝夢〟講義（第一巻）

——看護と武道の認識論

南郷継正 著

現代社白鳳選書 19

まえがき

この〝夢〟講義は、若いまだ青春真っ盛りのみなさんに、ぜひとも読んでもらいたい内容が、全頁にわたって説いてあります。

端的には、青春時代でなければ学べない（つまり、本当の大人になってしまってからでは、どうにもならない）というより、学びたいと願ってもどうにも学ぶことができなくなってしまう問題についてしっかりと説いてあります。簡単には、青春時代のみなさんの頭脳のはたらきを、より見事にするための学びかたについて、他のどんな著作にも説かれたことのない部分を中心に詳しく説いてあるからです。

頭脳のはたらきとは、やさしくいえば、アタマとココロのはたらきであり、難しくいえば頭脳活動のことですが、これについては学問的・理論的、つまり体系的にはまだ、きちんと説いた書物はもちろんのこと、青春時代の若い人たちに向けての体系的な書物とて歴史上存在したことがない、つまりまったくないといってよいほどです。

そこで、私が青春時代に悩みに悩んだアタマとココロの問題を理論的・体系的（ただしやさしく）に説くことにより、若い世代のみなさんが自分たちの人生問題、社会問題で、あまり悩むことなく問題を解決して生きていけるような能力（頭脳活動）を育てていってほしいと願っての本書の出版です。

そしてこれは、自分のことはもとより、自分のこと（問題）より他人のこと（問題）により深く関わっていくことを専門に人生を切り開いていくはずの、看護学科・心理学科の学生たちに大きく的をしぼっての展開となっています。

また、副題に「看護と武道の認識論」とあるのは、私が武道家として五十年以上もの長きにわたる武道・武術の指導にあけくれたことにより、大きく「アタマとココロ」の問題を解くことが可能になったことが一つと、看護のアタマとココロの養成が、武道・武術のアタマとココロの養成と大きく類似している部分があることに目をつけ、武道への道を志す若いみなさんにも、必ず役にたつようにと、おまけといってはなんですが、そういった武道を志すみなさんの頭脳活動（アタマとココロのはたらき）を養成するのにも役にたつことを確信してのことです。つまりは、そういった人たちへ向けての書物ともしたかったからです。いずれこの一連の著作のなかで、そこはしっかりと証明してお目にかけられると思います。

ここでみなさんに、一つの大きな疑問が生じてきていると思います。それは〝夢〟講義とありながら、どうしてそれが頭脳活動というものであり、つまりアタマとココロのはたらきなのか、とか、それにしても頭脳活動＝アタマとココロのはたらきであるといいながら、それがいつのまにか認識論となってしまうのはなぜなのか、ということではないでしょうか。

たしかにそう思われてしまいそうです。みなさんの疑問がそう大きくならないうちに、これには答えておくべきでしょう。

実は学問の歴史上、そしてとくに学問のなかの学問とされる哲学なるものの中身で、大きな柱の一つとされていた部分があります。それは「頭脳活動とはなにか」を扱う部門でした。その部門のことを学問的には古くから認識論と称していたのです。

本書で扱うのはたしかに「夢」の問題ですが、この夢の問題がしっかりと学問レベルで扱えるには必須の条件があります。それは「頭脳のはたらきとはなにか」が、しっかりとわかっているということです。

頭脳のはたらきは古くは「アタマのはたらき」であるとだけ、考えられてしまう傾向がありました。それだけに、哲学の大きな柱である認識論も「アタマのはたらき」を中心にして究明されていたのです。しかし、その究明が進むにつれてアタマだけでは人間をしっかりとわかることができないということも、しだいにわかってくるのです。

なぜなら、人間はアタマだけでなくココロでも育つだけに、そこの部分すなわちココロの部分が欠けていては、いくらアタマのはたらきが理解できたにしても、人間性というもののの理解が難しくなってくるからです。そこでその隙間をついて出現したのが、みなさんがよく知っている心理学というものだったのです。

ところが、このニッチとして出現できた心理学なるものもココロの究明ばかりに走っていったので、これだけではやはりアタマの問題が大半を占める頭脳のはたらきを理解することは、とうてい無理だったのです。

それだけに、しだいしだいにお互いが歩み寄ることが求められてくるのですが、学問としての認識論を学ぶ人たちの頭の古さから、相手の心理学を理解できず、事実レベルから一歩もふみだせない心理学の幼《オサナ》さからは古い学問レベルの認識論はレベルが高くて理解できず、結果、認識論は古いままに、心理学は認識論のいわゆる認識なるものがわからないものだから、認識を認知というふうに、自分の能力に見合うレベルの言葉に引き下げて理解してしまう結果となって、現在でも共存はかなわず、お互いを無視するしかない状態なのです。

ここで一言いっておきますと、認識論の「認識」というとらえかたと、心理学の「認知」というとらえかたとでは、天と地の差のレベルの違い、すなわち、数学と算数ほどの違いがあるものなのです。

これは余談ですが、この認識論に関わっての心理学みたいな学問とされているもの、すなわち政治学と経済学のニッチな学問として誕生してきたものが、いわゆる社会学というものです。

さて、これで少しは頭脳活動すなわち頭脳のはたらきを研究する学問を認識論と称する理由、および旧来の認識論ではココロをまともに扱えないだけに、現在はまだココロの問題は心理学的レベルの実力として把持しなければならないことは、わかっていただけたと思います。

問題は、頭脳活動=頭脳のはたらきと夢の関係です。結論からいいますと、そもそも夢とは脳の生理的な一つの運動が創出するものです。ここで脳のはたらきとしないのは、夢は脳のはたらきというより、脳が〝はたらかされ〟た結果といったほうが正解だからです。詳しくは本論で展開することになります。

この夢なるものは、実際には頭脳活動のなかの、とくにココロのはたらきの部分が活躍することになっているのです。アタマのほうはないのか、と問いたいみなさんもいるでしょうね。

たしかにアタマの部分が夢になることはありますが、それは、いわゆるアタマのよい人たちが関係していきますので、普通一般の人たちのばあいは、ココロのはたらきが主に関わることになります。

それだけにこの講義は、まずは基本的な事柄をしっかりとふまえることから始まることになります。本書はやさしく説いてはありますが、学問レベル以下ではけっしてないのです。それだけに世界のいかなる学者の夢の講義よりも、学問レベルをしっかり保っていくために、まずは基本からの講義を主として説くことになるのです。

読者のみなさんは本書に学ぶことによって、夢の活動についてはもちろん、頭脳活動＝頭脳のはたらきを世界的レベルで、学びとることになることを約束しておきます。これ以上の中身はどうぞ、本論のほうでゆっくりと味わってください。

読者のみなさん、今こそ、夢の世界の学びへようこそ。

目次

目　次

目　次

目次

第一編

看護に必要な認識論入門

第一章　「看護と武道の認識論」の関係を説く

第一節　読者への挨拶

読者のみなさん、はじめまして。

私は南郷継正といいます。読みかたは「なんごう・つぐまさ」です。少し固い名前ですが、なじんでいただけると助かります。

本書の奥付にある肩書をみていただければおわかりのとおり、学問と武道の双方の道を歩いてきたものです。その歩いた道がどのようなものだったかは、私の著書『南郷継正武道哲学・講義全集　第一巻、第二巻、第四巻、第六巻』（現代社）で説いていますので、省くことにします。

その双方の道を歩くなかで、多くの学生を育ててきました。それらの学生たちも今ではすっかり成長し、大学の先生になった人、世界的学者となった人、等々です。それで私は引退して悠々自適の生活かといいますと、そうではなく、「雀百まで踊りを忘れず」というより「三つ子の魂百まで」の諺どおり、飽きることなく、第一級の人生を歩ける実力がつくようにと、若い弟子たちである大学生や大学院生を育てている多忙な現在です。

私の著書のどれかを読まれた方たちには常識のはずですが、これらの弟子たちはいろいろな専攻者の集まりです。すなわち、法学部から医学部までモロモロの学部に所属していますので、当然にそのなかには、看護学科の学生もいますし、心理学専攻の学生もいることになります。これらの学生は、自分の専門分野に関してはもちろんのこと、他の分野についてもいろいろな質問・疑問をぶつけてきます。

おもしろいことに、これらの学生のなかでもっとも熱心なのが、看護学科の学生と心理学専攻の学生です。しかも看護や心理の問題だけならともかく、それに関わっての哲学や政治学や物理学や経済学やらを、自分たちの専門分野にからめてまでの質問の矢の連続です。これはおそらく、この二つの科の学生は心に関わることが専門なので、現実の出来事に普通の学生以上に心がゆさぶられるからだと思います。

第二節　看護学科・心理学科学生からの質問

では具体的に、看護学科や心理学科専攻の学生から、どのような質問があったのでしょうか。たとえば……としまして、看護の専門に関しては簡単には以下のような典型的な質問がありました。

一、看護とはなにか
一、看護と看護学の違いはなにか
一、看護になぜ学問が必要なのか
一、看護と看護の理論との区別はなにか
一、看護とケアとは区別があるのか
一、介護とはなにか

一、看護と介護は区別できるのか
一、看護と介護は区別すべきなのか
一、福祉とはなにか
一、看護と福祉はどう区別するのか
一、看護とリハビリの区別はなにか
一、看護学に心理学が必要とされる理由は
一、心理学とはなにか
一、心とはなにか
一、心と心理とは違うのか
一、心理と認識と認知の区別はあるのか
一、心象とはなにか、そして心象風景とはなにか
一、精神とはなにか
一、意志とはなにか
一、魂とはなにか
一、心理学と認識論はどう違うのか
一、心理学や認識論を知っていると本当に看護の実力がつくのか

一、夢とはなにか
一、なぜ人は夢をみるのか
一、夢で体調がわかるのか
一、夢で体調が崩れることがあるのか
一、フロイトの夢論とはなにか
一、ユングの夢論とはなにか
一、フロイトとユングの夢論の違いはなにか
一、この二人の夢論はどちらがどう正しいのか、どう正しくないのか

私にたいしてなされたこれらの質問に、一つまた一つと応じていくうちに、二年という月日が流れていきました。では、どうしてこの学生たちは自分の大学の先生にこれらの質問ないし疑問を向けなかったのでしょうか。

そんなことはありえません。答は、問いかけても問いかけても与えてもらえなかった、というより、ハグらかされてしまったという現実があるのです。つまり、大学の先生がた

は、そんな基本的な問いに真正面から答えることを恐れている（すなわち、答がまちがっていたら困る……）ふうだったようです。

淋しいことに、現在の大学の先生がたの大半は研究のみに専念されてきただけに、研究者としての実力はあっても、学者ないし教育者としての実力はあまりないのです。大学教師として教壇に立つのに教えかた一つ（教育実習の経験一つ）学んでいない！というのが実状だからです。

これはけっして、一、二の地方の大学の話ではありません。私の弟子には日本のトップレベルの大学の学生も数多くいますが、どこの大学でも、まず同じことです。この事柄に関しては、『武道講義　第一巻　武道と認識の理論I』（三一書房）に詳しく説いていますので、興味のある読者のみなさんは参照してみてください。

そういった大学の事情をふまえますと、「ここでどうしても看護学や心理学の基本となる心の問題を、学問としてあるいは学問レベルで、しっかりと学生のために説いておくべきではないのか」としだいしだいに思うようになってきたのです。それだけではなく、これにはまた、次のような事情もありました。

それはこうです。私の専門の一つが武道でもあることから、ある雑誌の連載で「武道と認識の理論」と題して、〝心〟とか〝精神〟とか〝魂〟の問題を説いたことがあります。

たいていの人たちには常識であるように、武道というのは武術を習うのみならず、その習練に加えて武の心（＝精神＝魂）も習わなければなりません。ここのところがスポーツと見事なまでに大きく違うのです。それだけにスポーツ界からは、心（＝精神＝魂）に関わってのまともな書物はでてきませんが、武の世界からは極意書を含めて、種々の心の書が刊行されてきた歴史があるのです。

しかしながらその雑誌の連載は、私の事情で四十八回で終えることになり、完結には至りませんでした。そこで最終回にお別れの辞として、

さらば読者よ、いつの日か

「――待て、しかして希望せよ！」（アレクサンドル・デュマ著、山内義雄訳『モンテ・クリスト伯』岩波書店）

と述べることにより、いつの日にか心の問題の続きを見事に説いてみたい！　と願っていたことでした。この二つの理由から、「看護と武道の認識論」を説くことにしたのです。

第三節　なぜ「看護と武道の認識論」なのか

ここで質問というより、疑問があると思います。それは本書の題の一つである「看護と武道の認識論」についてです。「看護と武道についてはなんとなくわかるが、心を説きたいとあるのに、どうして心理学ではなくて認識論という不思議な言葉なのだろう」と思われるのではないか、ということです。

名は体を表わす、という言葉もあります。ここで説く心の問題は、けっして心理だけを説くことにあるのではありません。人間の心に関わって内・外の出来事のすべてを、学問として理論的に説くことにあるのです。

そうしますと、夢の問題を、そしてフロイトやユングの夢論の正否をしっかりと説くことはもとより、精神や意志や魂をも含めた、また信心や信仰をも含んだ悟り＝悟得・極意までをも説くことになります。となればこれは、心の理《コトワリ》とはいっても心理学の扱う心裏《シンリ》（つまり、心のなかの現象）の問題にとどまりません。

ここでまた、大きな疑問をだす人たちがいることでしょう。「看護にどうして精神とか意志とか、それにあろうことか悟りですって？」と。

詳しくはいずれ説きますが、看護の一大テーマにホスピスがあるのではないのですか。死期の看護、死を看とる看護があるでしょう。大往生という言葉を知らないはずはないでしょう。これは悟りとかの問題ではないのですか。現今の心理学とやらで、はたしてここを扱えるのですか。可能なのですか……。

そうです、そこをもまともに扱えるには、心理学を軽く超えていく認識論＝認識学が必要なのです。本物の学問としての認識論が、心や認識を学問的に扱う実力がどうしても必要となるのです。

それだけに本書の読者、とくに看護学科の学生・心理学専攻の学生には時代を先取りした心理学以上の実力をもっている認識論の中身を、すなわち二十一世紀の新興学問となるであろう認識学の内実！を、看護の世界に大きくからめて説くことにしたのです。

「武道の極意とか、悟りとか、武の心とかが、通常の社会生活を送っている私たちになんの関わりがあるというのですか。武道って結局、時代錯誤の亡霊みたいなものなのではないでしょうか」とまた、ここで大きな疑問が湧きおこる人もいるでしょう。

でも、はたしてそうでしょうか。本当に時代錯誤なのでしょうか。二十世紀に大きく名を馳せた哲学者であり精神病理学者でもあったカール・ヤスパース（カルル・ヤスペルス旧日本語読み）が、自分の大作である次の著作が、東京大学医学部精神病理学専門の著名な教授たちによって日本語に訳されるにあたって、次のような含蓄《ガンチク》のある序文をよせています。

「日本版への著作序

専門を同じくする日本の同僚が本書を日本語に訳する労をとられたことは感謝に堪えない。今や本書は日本の専門家によって理解されようとして居り、賛成も得ようし吟味も行われることであろう。又ドイツ国民と同じように破滅から新たに立ち上った偉大な国民の若い医学者の学問的育成にも本書は与ろうとしている。

（中略）

別の点で本書には足りぬ所がある。これは日本以外の場所ではどこでも補われえないのではなかろうか。即ちアジアの巨大な伝統に立つ人間学と人間の導き方と智慧が本書には欠けている。それが精神病理学にどんな意味があるのか私には解らないが、きっと大きなものと思う。」（内村祐之・西丸四方・島崎敏樹・岡田敬藏訳『精神病理学総論』岩波書店。書名、引用文とも新漢字とした。）

このカール・ヤスパースが述べている「日本以外の場所ではどこでも補われえない」「アジアの巨大な伝統に立つ人間学と人間の導き方と智慧」とは、禅宗の教えである「悟り」・「悟得」に加えるに武道の「悟り」・「悟得」と「極意」の問題であることをわかっていただきたいと思います。

それは昔々のことではないのか、と思う読者のみなさんには、私が百万言を費やすまえに、論より証拠といきましょうか。一つは、アメリカでビジネスコンサルタントを業としている人の次の著作がその証拠です。

『trends 2000』、日本語訳は『文明の未来――政治経済からビジネスまで』（ジェラルド・セレンティ著、日経ＢＰ社）、この本のなかで著者は、これから成長するものの一つに武道学校、すなわち武道教育があげられると大きく説いているのです。理由を端的にいえば、健康への関心に加えるに、「精神的な安定にある」とあります。

もう一つあげれば、アメリカ最大のビジネス雑誌『SUCCESS』の日本版の雑誌『サクセス』の編集長が巻頭四頁の対談を私に申し込んできたことです。アメリカ最大のビジネス雑誌の冒頭の編集長対談を武道家である私に、なのですよ。びっくりしませんか。もっとも私は即座に断りました……。理由は、私の顔写真を大きく載せるといわれたからですが……。

第四節　認識論とはなにか、心理学との関係

ここまで説いてみても、まだまだうなずけない人たちもいるでしょうね。なぜなら、認識論なんてやはり前時代の遺物じゃないのか、と思える現実があるからです。

認識論なる言葉は、たしかに古びた響きがあります。今はほとんどの大学でその課目もありません。でも往年は、これは哲学の大きな柱の一つだったのです。歴史の流れをたどってみれば、哲学という巨大な学問のなかで認識論が誕生し、それが哲学の偉大な幹となるのですが、その流れからつまり認識論の流れから心理学は派生したものだからです。

数十年前までは、心理学はとうてい独立したものではなく、哲学のなかの特殊学科だったのです。端的にわかりやすくいえば、東京大学文学部哲学科心理学専攻といった形式で、です。

それはともかくとしまして、人間の頭脳活動を考えてみればわかるように、これは脳の機能（はたらき）の一つです。この脳の機能を別名認識といい、頭脳活動＝認識活動としているのです。そしてこの認識活動を大きく二つに分けて、アタマのはたらきとココロの

はたらきとするのですが、このココロのはたらきを究明するとされているはずのものが、いわゆる心理学と称するものです。

でもここで、これを不思議だなあと思う人はあまりいないのでしょうか。アタマのはたらきとココロのはたらきとは、たしかに言葉としては違いますが、でも事実としては、同じ脳のはたらき＝機能なのですから。その脳の同じ機能を二つに分けてしまって、まったく別のものとして研究していってしまったら、最後にはどうお互いを理解し、どうお互いを区別するのでしょうか。いずれ、ここも詳しく説くことになります。

ここで冒頭部分に述べた、看護学生の質問へ戻ってもう一度読みとおしてみてください。そうすれば、これには大変な問題が、山と積まれていることがわかると思います。これらを一つ一つ順序よろしく説いていくのも面白いですが、本書のページにも限りがありますので、人生相談の形式を借りながら、これらがすべて説かれていくという展開にしたいと思っています。

とはいいましても、本書の主題は「看護と武道の認識論」ですし、しかも読者の対象は、看護を学ぶ学生と心理学専攻の学生です。共通項は、そしてキーワードは、ずばり認識論でしょう。その認識論とは、ここでは簡単には頭脳活動の理論であり学問です、と答えておきます。端的にはアタマとココロのはたらきを立派にするための学問です。

ですから、看護を学問的に学びたい人に、それを学びとる術、方法を学ぶ学問の一つなのです。もちろん、心理学を学問的に学びたい人へ向けての、学びとる術であり、方法でもありますので、御心配なくどうぞ！　です。

ここで念のための一言があります。認識論はたしかに頭脳活動を見事にする学問ですが、これを学べばそれですべて、ではありません。見事な頭脳活動にするためのもう一つの大きな学問に弁証法というものがあることを、ぜひ覚えておいてください。合わせてこそ、本物の頭脳活動となることができるからです。

しかしながら、本書の読者のすべてのみなさんが承知されているように、この二つの学問は、全国のほとんどの大学でその片鱗《ヘンリン》すらみることはできません。つまり、そのような課目の学びはないに等しいのです。

わずかに、二流・三流の大学で、老いた哲学青年の方たちのなかに弁証法とか認識論とかの言葉を口にされることがあるのみです。それもたいていはヘーゲル批判という形を借りて、です。たとえば、「ヘーゲルの弁証法とよく人々はいうが、ヘーゲルはその書物のなかで弁証法なる言葉を一度も説明してはいない！　すなわち、なんのことだかわからない正体不明の言語だともいえる」、とかのようにです。

しかしながら、ヘーゲルのために急ぎ弁明しておけば、弁証法を用いるとは、けっして弁証法という言葉を使うことでもなければ、それを説明することでもなく、ましてエンゲルスの提出した弁証法の三法則といわれるものを直接に用いることでもありません。といいますのは、この言葉を使えば論文が弁証法になるというわけでもなく、三法則を適用すれば弁証法を駆使したことになる、とはかぎらないものだからです。

これはたとえば、看護という言葉を使いさえすれば、はたしてそれが看護になるのか、ということでもおわかりでしょうし、看護という言葉を用いなくても真に看護すればそれは看護となりうることからも、しっかりとわかっていただきたいことです。これは当然に、認識論にも心理学にもあてはまることはいうまでもありません。

第五節　看護に関わる四つの質問・相談

以上をふまえて、肝心の部分へと移っていくことにしましょう。

肝心の、とは認識論に関わっての看護の理解ということです。それを人生相談的に説くことでした。まずは、以下の四つの質問・相談の内容をよくお読みください。

〔1〕看護大学に入学した当初から看護大学を卒業後別の大学に行こうかと迷っていましたが、今は卒業後心理学系の大学院に行きたいと思っています。看護を学ぶなかで、相手の立場にたつということの大切さ、相手の心を知ることの大切さはあらゆる場面で強調されており、そのことの大切さは自分でもわかるような気がします。

しかし、相手の心を知るということがしっかりとわかっていないのではないか、そのことをわかるためには心理学を学ぶ必要があるのではないかと思えてきたからです。もちろん、看護大学のカリキュラムのなかには心理学やカウンセリング、精神看護の講座が設けられ、著名な人の学説や研究が紹介され、人間についてどのように追求、研究されてきたのか、相手の心に近づくためにどのような手法が用いられているのかということは、そのなかで触れられています。

でも、それだけでは自分自身が看護者として相手と関わるときにその人の心を知ることにはつながってこないような気がします。どのように関わったらよいかとの悩みがあります。

ですから、そうしたことをしっかりとわかるためには、心理学をもっと深く学んでいく必要があるのではないかと考えたのです。しかしそう思う一方で、看護を専門としているからこそ人の心に触れることができる、なのになぜ看護学に学ぶことによってそれを深めていくのではなく、他学である心理学に学ばなければならないのか、という思いもあります。どのように考えたらよいのでしょうか。

〔2〕言語を介してのコミュニケーションについての学習をするというセミナーを受講しました。

看護は人と人とのコミュニケーションが大切であり、自分の思い、考えを相手に伝え、相手の思い、考えを受けとるということは言語を中心とする表現を介して行なわれると思ったので、そうしたコミュニケーションの過程がどのようになされるのか、ということを学びとりたいと思ったからです。

しかし受講してみると、言語とはいっても音声についての文献を読む、分析するという内容で、私が知りたいと思っていたこととはかけはなれたものでした。なにか違うような気がしてなりません。コミュニケーションの過程は音声を分析することではけっしてわからないと思うのですが……。

そうは思うものの、看護にとって大切といわれるコミュニケーションの過程を自分なりにどのように身につけていったらよいのか、なにを学んだらそれがわかるのかがわかりません。どうしたらよいのでしょうか。

〔3〕こどもが育つ過程において、とくに三歳までは母親によって育てられることが大切であると多くの人がいっており、私自身も母子関係の重要性を漠然とながらも感じています。そこで、母子関係、母子の愛着行動について知りたいと思い、文献をいくつか読んでみました。

そのなかで『育児の認識学——こどものアタマとココロのはたらきをみつめて』（海保静子著、現代社）という著書に出会い、学んでみました。そしてそこに説かれてあることを理解すると、それまで読んでもよくわからなかった多くの研究的事実があたりまえのことのようによくわかるようになりました。

しかし、『育児の認識学』を読むとよくわかったような気がするのですが、それを自分の言葉でまとめようとするととても難しく、わかっているのかどうかよくわからなくなってしまいました。

他の研究論文とはなにか違うものが展開されているような、他の研究的事実がすべて『育児の認識学』に説かれてあることで説ききることができるような思いが強くしており、ぜひともわかりたい、自分のものにしたいと思うのですが、どのような学びをしたらよいのでしょうか。

〔4〕看護実習に行きました。検査データからはそれほどに疼痛があるとは思えないにもかかわらず疼痛の強い訴えがあり、それは退院したくないためなのではないかとの問題性として扱われている方を受け持ちました。なぜなのだろうと思い、ケアをとおしてコミュニケーションを図ろう、話をゆっくりお聞きして気持ちを知ることにしようと、その方との関わりの方針をきめました。そして、痛みの訴えがある部分をゆっくりとさすりながらその方の話に耳を傾けました。

そうした関わりをつづけて数日後、患者さんから涙ながらに心の内を打ち明けられました。それは満州で迎えた終戦、肉親、夫の死、命からがらこども四人をつれての引き揚げ、無一文からの日本での生活についてでした。そして自分の疼痛の原因はそのとき傷ついた人々の痛みなのではないかとの訴えでした。今でも毎年供養は欠かさず、そのため痛みが少しはよくなってきたような気がするということでしたが、時々夢にうなされ、「助けて、助けて」と叫び声をあげて目をさますことがあるという訴えでした。

語り終わったあと、「やっと心の重荷がとれた」「楽になった」とそのときは涙にぬれながらも安心された表情でしたので、看護できたと満足していましたが、それでは看護の学びとして不十分なのではと思えてきました。

その方を苦しめている過去の記憶、夢、それがその方の今の心と身体に影響を与えている、症状としてあらわれるものであるということを、看護としての視点からどのようにとらえておくべきなのでしょうか。夢をも看護として整えていくことができるのでしょうか。自分の夢をも整えることはできないのに、患者の夢を整えることはできるのでしょうか。どうしたらよいのでしょうか。


以上四つの質問・相談には同じような問題性があるように思われます。

端的には、〔1〕が心理学とはなにかを問うものであり、〔2〕は、言葉の交流とはなにか、すなわち言語と認識の関係を問うものであり、〔3〕は人間のアタマとココロの発達、すなわち認識論とはなにかを問わなければ説（解）けない問題であり、〔4〕は怖い夢、つまり夢のなかで追いかけられて逃げまどうことについての疑問です。

これは一見しただけではまったく別のことのようですが、そこには学びかたに関わる共通性があるように思われます。看護するために相手の心を理解できるようになりたい、そのために答を求めているように思います。そしてそれはどこかにあるものと思って探しているように思います。

しかし、その答はあるのでしょうか。もしあったとしても、その答を知ったことは自分が相手の立場にたてる、よりよい関係性を築いていける、もっといえば看護として展開していく実力をつけることになるといえるのでしょうか。そうではないからこそ、大学で学んではいるけれども求めているものが得られない、という悩みの訴えなのではないかと思われます。

では、なにをどのように学んでいったらよいのでしょうか。そもそも認識論とは、心理学とは、認識とは、夢とはいったい、なんなのでしょうか。

これらについて解答をだすのは簡単ですが、事実レベルは当然のこと、学問的にみましても、以上の四つの質問・相談は本当に興味深いものがあります。そこで、できることなら読者のみなさんにもしばらく考えてほしいと願って、解答は次章からにしたいと思います。

そのためにも、ヒント的な頭脳のはたらきがあるように、二、三のコメントをだしておくことにしました。まず、冒頭部分の「一、看護とはなにか」以下の三十項目はこの四つの質問・相談にすべて含まれている、ということです。言葉を換えれば、この三十項目のすべてに正解が与えられる方だけが、この四つに正解をだせるということです。

次に、次章を読むまえに、できることなら次の著作ないしビデオを鑑賞しておいてください。大きく理解が違ってきますので……。

一、『赤毛のアン』（モンゴメリ著、村岡花子訳、新潮社）の小説第一巻かビデオマンガの『赤毛のアン』（フジテレビ）

一、『野生児の記録（I）狼に育てられた子』（J・A・L・シング著、中野善達・清水知子訳、福村出版）

第二章　認識論と認識学の違いを説く

第一節　認識論から説く「思う」と「わかる」の違い

読者のみなさん、前章では、看護に関わって、大きく二つの問いを紹介しました。

一つは、看護学科の学生からの質問を論理的な流れでまとめたものでした。これらの問いの一つ一つが、しっかりと頭のなかに納められていることが、一流の看護が可能な道を歩けるアタマのはたらきの実力であるとしておきました。

二つ目は、看護学生が大学などに入学してからおきてくるモロモロの疑問のなかで、とても大切な四点を例示して、その問題点をしっかりとわかって学んでいくことが、これまた一流の看護の実力をまとともにつける道標《ミチシルベ》であることを認《シタタ》めておきました。

この二つは、とてもとても大事な問いだと思ってください。わかってもらうのは大変だとわかっていますので、ともかく、大切なことだと思ってください。

ここで一つの初心者レベルの質問をしたい読者がいると思います。

それは、「思う」と「わかる」とはどう違うのか、です。簡単にいえば、以下のようになります。「思う」というのは、アタマのはたらきとしては「脳がある像を浮かべている」、つまりは脳がそれまで蓄積してきているいろいろな重層的な像のなかのある分野をまとめて描きだしている、ことです。

これにたいして、「わかる」とは、それらの像を「思って」いるのではなく、それらを自分なりの筋をとおした像としてきちんと並べながらだしている、つまり、自分流にああだからこうなるのだといった像として、論理レベルの像に形成しなおしている、ことです。

この像というものの展開の話は、まだまだ初心者であるはずの看護学科・心理学科の一年生や二年生には無理な解答だとは「わかっている」のですが、一応、学問レベルの解答は以上です。

というわけで、第二章は少し難しい話から始まることになります。ゴメンなさい……。なぜ、この章の話が難しいものになるかを、まず説明すべきでしょう。

前章で示した二つの大切な問いにしっかりと答えるには、読者のみなさんに、「アタマのはたらき」についての基本的な事柄を学んでいただく必要があるからです。

算数でいえばタシ算とかカケ算とかの意味以前の、「数とはなにか」、つまり、一とはなんなのか、二とはなんなのか、どうして数というものは必要なのかなどの説明のようなモノだと「思って」ください。

一とか二とか、あるいはそれを「タス」「ヒク」といったことは事実レベルでは小学校以来、ずっとやってきたはずですが、この数とはなにか、式とはなにかについての学問的、あるいは論理的な意味を教わったことのないはずの読者のみなさんには、「思って」もらうだけでも本当は大変なことなのですが……。

この数の論理ということの難しさ以上に、アタマのはたらきの論理は難しいモノなのです。でも、難しくてもどうしてもわかっていただく必要があるのです。

ここをしっかりとわかっていただけたら、アタマのはたらきの事実をわかることは、たいして難しくはありません。そういうわけで、本章は、まずその難しいけれども、とても大切なアタマのはたらきの基本の話から始まります。

第二節　認識論と認識学はどう違うのか

「アタマのはたらき」を、歴史的といってよいほどの昔々から研究してきた学問の総合・総体的な名を、哲学といいます。そのなかでとくにアタマのなかの出来事に中心を置いた学問のことを認識論といいます（と思ってください）。アタマのよい読者は、学問のはずなのにどうして認識論なんだろう、どうして認識学といわないのだろう、とフシギに思うことでしょう。

今回は難しい話ですので、ここで簡単にでも説いておくべきでしょう。

その大きな理由は、学問としての認識を論じることはモトモト、哲学という学問のなかの一部分、一分野ですので、「学」というにはオコガマしいから、つまりまだ学問という体裁を整えられていないから、ただこれは「こういうことではないのか」と論じることしかできなかったから、「論」でしかないのです。でもこれは昔々のことであって、現在での本当の理由は、「学」になりきれるレベルまでの体系的論理レベルの究明が進まなかった、つまり認識の問題に関わる学者という学者の研究不足・実力不足のゆえです。

では、「学」と「論」の違いはなんでしょうと問う読者のみなさんもいそうですね。これも答えておくべきでしょう。まず、やさしい「論」のほうから説いてみましょうか。認識論というばあいの、この「論」というのは理論ないし論理というレベルの「論」なのです。ですから、ここの説明も必要でしょうね。

論理というのは、自分の専門とする分野、このばあいであれば認識という分野の事実という事実に共通する性質を発見して、それを一般性レベルの共通性として把握したモノを「論理」といいます。

そして、この論理の構造性に着目して、それらを法則性レベルにまで高めて専門とする対象の分野をすべて説ききったときに、それを「理論」と称するのです。

ついでに法則とは、ある分野の個別的特殊性に着目した論理構造の一般性のことをいいます。みなさんが学校で教わったオームの法則とか、ボイル・シャルルの法則とか、メンデルの法則とかのように！　です。

ですから、認識論と称する書物があったとしまして、その書物の内容が理論のレベルで説いてあるのか、それとも、論理のレベルでしか説かれていない低級のモノであるのかは、読んでみなければ、ワカラナイ！　ことになります。つまり、認識の「論理」なのか、認識の「理論」なのか、低級か高級かは読んでみることによって、初めてワカルわけです。

さて、そうなりますと、論理と理論の区別はなんとかアタマのなかで思えるにしても、それら認識の「論」と「学」つまり、理論と学問の区別はどうなるのですか、に答えることになります。

端的にいいますと、学問すなわち、「学」とは対象の性質を論理として把握して体系化したものである！　といえます。

ここで体系とは、自分の専門分野のすべてを一本の筋をとおしきって人間の体の系統のように説く（解く）ことです。ですから、学問が体系的であるということは、自分たちの専門分野の部分・部分を誰か彼かがしっかりと説（解）いておいて、それらを編集者なる人が集めて合作した、すなわち集合したモノをいうのではありません。すなわち、世のいわゆる体系書なるモザイク体の叢書《ソウショ》のことをいうのではありません。

ここに関しましては、日本においても目下、たった一人といってもよいほどの医学者である（体系的な書物を出版されている）瀬江千史さんの「体系とは」に学ぶことが必要でしょう。これは次の書にしっかりと説いてありますので、引用したいと思います。これもまた大変に難しい文章ですが、将来、役にたつ日がきますので、恐れないで読みとおしてわかる努力をぜひ行なってください。

「人間の体はみればわかるように、頭がありその下に体幹があり、体幹から手、足が出ている。そして、全身が頭に存在する脳によって、神経・ホルモンを介して完全に統括されている。

このようにあるべきところにきちんとあるべきものがあり、それが一貫してつながってひとかたまりになって脳の支配の下に統括されながら活動していけるものが、体系なのである。頭が体幹の下にあっても体系でなく、手の部分に足がついていても体系でなく、さらにそれが脳に統括される神経によってきちんとつながっていて活動することができなければ、また体系ではないのである。

学問体系は、これにたとえて、本質論が頭、構造論が体幹、現象論が手足であり、全体系を貫く論理性が神経ということになるが、これまた当然に脳、すなわち本質論によって統括されていなければ、つまり本質論につながる構造論でなければ、そしてそれが活動できなければ学問としての体系ではないのである。

またここで誤解のないように念を押しておくべきことは、学問体系とはあくまで論理の大系であって、どんなに数多くの事実が集められていても、それは事実の集合箱ではあっても、けっして学問としての大系ではないということである。なぜここであえて念を押すのかといえば、現代の医学は事実の集積にしかすぎない、いわゆる大系、すなわち膨大な事実のモザイク的集合箱でしかなく、なんら論理の大系たる体系になっていない（たとえば『現代小児科学大系』〈中山書店〉にみるように）のであるが、それが医学の学問体系であると、医学者と称する専門家をも含めて世間一般に錯覚されているのが現実だからである。

事実のいわゆる大系と論理の大系のちがいは、小学生にもわかるレベルでいささか漫画的にいうならば、事実のいわゆる大系は、会社とは名ばかりのガランとした大きな建物のなかで、社員千人がただ右往左往しているのに対して、論理の大系は、千人の社員が、会社の規範（＝法律レベルの）に従って社長―部長―課長―係長―平社員と、会社内のそれぞれの部署に整然と配置され、規範に基づいてくだされるひとつの指揮系統の流れのなかで仕事をしているようなものである。どちらが会社としての体をなし、かつ機能しているかは明らかであろう。

このたとえからもわかるように、事実はいくら集めても、集合箱としての大冊にはなっても体系にはならないのであり、体系はあくまで論理性をもってしてはじめて可能なのである。」（『看護学と医学』上巻、現代社）

以上の瀬江千史さんの著作にありますように、論理を体系化しながら説いたものが学

(問)へ向かうところとなります。こういう水準に達したモノを世に問うことができる人こそが本物の「学者」なのです。

それだけに、認識を学ぶばあいに、事実レベルでよいという読者の方たちには、私の説くこの講義は難しいかと思いますが、本章ではともかく、次の章からは、こんな難しいことは一切説きませんので、どうかあきらめないで読みすすめていってください。

第三節　認識学とはなにか、その三大柱を説く

「認識に関わっての『論』と『学』の区別はオボロゲながらもわかったような気がするのだけれど……」としだいに「思って」きた読者のみなさんもいるでしょう。ここからは、その「思い」にたいする答となります。それは以下です。

すなわち、「本来のあるべき認識の『論』ではない、認識の『学』としての姿はどうなってくるのでしょうか……」というものです。

これは、学問という水準の認識論、つまり、認識学の姿体、すなわち姿や形をみせてほしいということになろうかと思います。そこで、学問といえる水準となる認識学の姿体を、

過去に出版された私の論文をやさしく組みあわせながら、読者のみなさんにお目にかけることにしましょう。

認識学とは、読んで字のごとくに認識を問う学問であり、それも部分的にではなく、認識に関わるすべてを説く学問です。

認識とは端的には、人間の頭脳活動のことであり、簡単には、アタマのはたらきとココロのはたらきです。

アタマのはたらきは、読者のみなさんの学校での勉強の難しい形を考えてください。ココロのはたらきとは、「ココロこそココロ転がすココロなれ、ココロにココロ、ココロしていよ」との古言にあるような、そんなココロのはたらき、つまり、遊びたい、食べたい、暴走したい、殺したい、などの日常生活にコロがっているあたりまえの問題とか、ココロがゆがんでおきるヒステリーや精神分裂（統合失調）などの精神病の問題とか、社会生活レベルでの善や悪などの道徳の問題とかの、いろいろなココロです。

認識学とはすなわち、これらの社会的・家庭的・個人的な認識の過去かつ現在、そして未来を学問的レベルで問うて論じること、すなわち体系的レベルで認識のすべてを論じきるものです。

端的には、認識学とは人間の頭脳活動である認識を、歴史的・具体的に探究して、それらを論理化し、理論として学問的に体系づけてできあがるものです。

これは大きく分けると三つの部門となります。

一つは、人間はどのように発展してきて現在の人間になったのかを、認識からとらえ返した人類の認識としての発展過程の論理構造を説くこと。

二つは、人間は一般的にいかなる認識の発展過程をもっているか、かつ、いかなる発展過程をもたせるべきかの論理構造を説くこと。

三つは、人間の認識の一般的発展ではなく、個としての人間、社会的個人としての人間の認識の発展過程の論理を説くこと。

認識学の中身は、大きく以上の三つの柱となりますが、このままでは読者のみなさんにはなんのことだか、「さっぱり!?」だと思います。それで簡単ながらも、以上の三つの柱をわかりやすく説くことに、つまりやさしく解説を加えておきましょう。


一番目は、結論からいいますと、これは現在、文化史として存在するものの学問的レベルにおける論理化です。わかりやすく、もっとレベルを下げて説けば、以下のようになります。しかし、「これでも、とてもじゃないがわからない！」といわれそうですが。

そもそも認識学の三大柱の一番目を説くとは、これは人間はどのように発展してきて現在の人間となったのか、を認識からとらえ返した人類の認識としての発展過程の論理構造を説くこと、です。これは大変に難しい言葉ですが、読者のみなさんが世界歴史で考えれば、いささかのヒントにはなります。

それは、世界史は、国家の興亡の歴史として書かれてありますね。そしてその流れで国家がしだいに発展して現代になります。そして大きくは、人類のあけぼの、古代、中世、近世、現代となっているように、認識論も人類のあけぼのである、猿から人間への進化で認識の果たした役割、認識の発展の形態などを国家とか政治とか、経済とかに的をしぼるのではなく、人類の文化一般の源泉である人間の頭脳活動、すなわち、その「認識」に的をしぼってその歴史的発展の流れを究明するものです。

これは文化史の流れ一般とはいっても、その文化の最高形態である学問、しかもその頂上を究めてきたところの哲学の、具体的・歴史的ありかたの論理構造を究明把握することによって成立することになります。いわゆる哲学史や、事実レベルで時代の哲学を紹介していくことではなく、哲学の生生発展の論理構造を人類の認識の頂上形態の発展として説くことになるのです。

ここをなんとかやれた人物が歴史上ただ一人、ヘーゲルのみという現実を、しっかりと覚えておいてください。それだけに教材としては、ヘーゲル『哲学史』（宮本十蔵・太田直道訳、岩波書店）が基本書となり、同じくヘーゲル『歴史哲学』（武市健人訳、岩波書店）がその要《カナメ》の構造論的展開となります。上記二著はとても難しい内容なので、紹介するのにためらいがあるのですが、現在これ以外のものはすべて駄本ですので、やむをえません。

二番目は、社会的個人としての人間は、個人としてはともかく、一般的にはいかなる過程の認識を経ているのか、そしてそれはなぜか、またその認識は、本来どのような過程を経ていくべきなのか、を人間の歴史をふまえて、人間いかに生かすべきか（生くべきかの誤植ではありません）、すなわち、教育させるべきか、の論理構造を説くことです。

ここを簡単にわかるには、保育園・幼稚園を含んだ日本の教育の流れを、その教材、とくに教科書を一列に並べて見渡すことです。もちろんこれは、公けの面だけですので、これですべての事実としてはいけません。しかしこれが二本目の柱の大河であることは、たしかです。簡単には、ここの論理を科学的に把握できれば、ここから生みだされるはずのレジメが教育の構造の一般論である教育学の大きな一つの柱となります。

三番目は、現代までの歴史上の精神医学・心理学の集大成を考えてみてください。それらを事実として集大成し、そこに横たわる、個としての認識の正常から異常、そして異常から精神病への過程の論理を、過程的構造として把握することが、まずは出発点です。

端的にやさしくは、人間の認識の一部分であるココロの正常かつ異常の発達過程の論理を説くことだと考えてください。

少し難しくなりましたが、具体レベルでやさしく説きますと、人間の一般的・特殊的・個性的なアタマとココロに関する問題を個性的事象に大きく振って、そこを論理的に究め、理論化し、体系化して（科学化して）いくことなのです。

たとえば、近ごろの事例でいえば、連続幼児誘拐殺害の「宮崎勤問題」や神戸の「少年A問題」などを、（1）人類の発展からと、（2）人間の発達過程からとをふまえて、（3）大きく彼ら、宮崎勤や少年Aの家庭環境での育ちから説くことであり、新宿バス放火事件の犯人などのアタマとココロを解くことでもあり、両親バット殺人事件を解くことだと理解されれば、看護学生や心理学専攻の学生としては優秀そのものです。ここの教材は、以下です。

『赤毛のアン』（モンゴメリ、新潮社）
『窓ぎわのトットちゃん』（黒柳徹子、講談社）
『野生児の記録（Ⅰ）狼に育てられた子』（シング、福村出版）
『奇跡の人』映画・モノクロ版（アーサー・ペン監督）
『精神病者の魂への道』（シュヴィング、みすず書房）
『精神分析入門』（フロイト、新潮社）
『ガラスの仮面』（美内すずえ、白泉社）
『ライジング！』（藤田和子、原作・氷室冴子、小学館）
『心では重すぎる』（大沢在昌、光文社）

第三章　認識論の基本を説く

第一節　「夢」と認識論はどう関わるか

ずいぶんと長い文章での難しい話がつづきました。「つづきすぎもいいところですヨ」という読者のみなさんの声が聞こえてきそうです。それだけでなく「まだつづくのですか」との声もありそうです。

残念ですが、まだまだあるのです。しかし、大きな論理の山、というより論理展開の山並みは越えましたので、ここからは少しはやさしくできそうです。

さて、ここまでは認識そのものではなく、認識の論や認識の学についての講義でした。こう述べますと、「アレッ、『夢』はどうしたのですか」と質問されそうですね。もちろん、そこは忘れてはいません。この「論」といい、「学」といい、これらもしっかりと、

「夢」に関わっているのですから。「そんな‼」と声を荒げたいみなさんもいるでしょう。再度いいます。これもしっかりと〝夢〟講義なのです。より正確には、夢に「関わる」講義なのですが。

では、というところで、読者のみなさんに一つ質問をしましょうか。「読者のみなさん。みなさんは『夢』の正体とやらを知っていますか」と。

読者のみなさんが知っているのでしたら、先ほどのブーイングはおそらくはなし、ですから、多分よくは知らないはずです。

「夢」を簡単に説けば、二つの種類があります。

一つは、これは誰もが知っていて経験しているというあの夢、すなわち、睡眠中のモロモロの夢です。

他の一つは、起きているときにみる夢です。いわゆる白昼夢です。

これにも二つあります。一つは睡眠中の夢と性質が非常に似ている夢、起きていながらみている夢です。これは自分が意図しないのにみる夢です。「アレッ、なんでこんなことを考えているのだ?」とか「今の今まで私はなにを思っていたんだ?」といった想いの類いのアノ夢です。「どうしてそんなのをワザワザ夢というのだ」との不満がでそうですが、それもしっかりとした夢だということの証明をやがてすることになりますので、「乞う、御期待！」です。

他の一つは、目的的にみる夢、つまり、読者のみなさんのすべてが進んでみたがる夢です。そんな？　と思う読者のみなさんはあまりいないと思います。この進んでみる夢も過ぎると、「アイツは夢想家だ」とバカにされかねませんし、少しも進んだ夢をみようとしないと、これまた逆に、「アイツにはアキレタヨ。人生になんの夢もないのだから」と軽蔑されてしまいます。こういった類いの夢です。

「そんなのが、どうして『論』とか、『学』に関係があるのだ？」と怪しむ読者の方たちもいそうです。全的な展開をするには、もう少し認識を説いてからでないと難しいので、ここでは少しだけ答をだしておきましょう。

自分の人生を決定づけるものには、少年・少女時代にどんな夢を描くことができたのかが、大きく関わってきているように、読者のみなさんが現在実践しているはずの「青春時代にどんな夢をみているのか！」でも、人生が見事に花開くかどうかが左右されるのは知っているはずでしょう。その自分の描いてみている現在の夢が、どんなものであるのか、つまり夢の中身の実際をきめるのは、なんだと思いますか。

このように問われて、みなさんが思うのは、「それは私たちが考えることによってさ」でしょう。たしかにそのとおりです。たしかにそのとおりですが、たとえば、文章力って知っていますか。その文章力とは文章を書く実力ですよね。それと同様のことが、夢をみる実力としてもあるのだ、と知ったらどうしますか。

これが、「論」とか「学」が夢に関わる端的な証明なのだ、と思ってください。この講義が終わるころには、しっかりとわからせてさしあげられるでしょう。夢に関わっては、とりあえず以上です。

第二節　認識とは脳が描く像である

第二節では、第一節でお話しした「夢」の原点でもある、認識とはなにかについて少し説くことになります。

認識というのは、脳が自分の脳のなかで描く「像」のことをいいます。

ここで像とは、対象である外界を脳に映しとったモノと思ってください。どこでどう映しとるのかをもっと説きますと、人間は、自分が生活している環境（外界）を、自分の感覚器官を用いて（とおして）脳に映しとるのです。

感覚器官は、読者のみなさんもよく御存知のように五つありますので、五感覚器官ともいいますが、その五つのなかでもっとも大きく作用するのが視覚といわれる目です。その目を中心として他の四つの感覚が総動員されて脳のなかに外界が映しだされます。

以上を簡単にして、認識とは外界の反映した像（一種の絵だと思ってください）であるといいます。もう少しいえば、認識とは外界が五感覚器官をとおして感覚されたモノが脳のなかに描かれたある種の像（絵）である、といってよいでしょう。

ですから、認識（像＝絵）は五感覚器官のそれぞれの器官としての実体そのものの実力と、その器官の機能（はたらき）である感覚する実力と、それを映しとる脳の実体の実力と、脳が映しとったモノをどれほどに像になしうるのかの実力の四重の層の錯綜《サクソウ》した実力できめられる、ということになるのです。

もう少しつけ加えますと、これらの四重の各層の実力を個別的、かつ並行的、かつ重層的、かつ総合的にどのように磨くべきかがまた、教育あるいは学習の問題でもあると、読者のみなさんには、わかっていただけるといいのですが……。

ここの教育あるいは学習の問題とて、先ほどの「論」や「学」同様に、「夢」の問題でもある、といったら信じますか、みなさんは！　それにつけ加えますと、この認識の問題は、たんなる像のレベルであっても、言葉、すなわち言語と切っても切れない関係にあるのだ、ということも知っておかれるとよいと思います。

第三節　講義録「認識は五感情像である」

さて、と一息ついていただいたところで、もう一つ大事な話があります。それは、この認識＝像の問題は、世界中でほとんど説かれたことはない！という事実です。たしかに、認識は像であるとの言葉は、モロモロの書物にないではありませんが、その内容は「なにもない」といった現実があるのです。「そんなバカな！」と思われる読者が多分にいるはずです。

でもこれは本当なのです。というのも、この認識の内容、つまり、像の内実を含めての像とはなんなのかを、その形成のプロセスとともに、説（解）いたのは私の弟子である海保静子さんが初めて！といってもよいものだからです。これは今を去ること、二十五年ほど前のことでした。

この海保静子さんは、私たち日本弁証法論理学研究会のなかにある認識論ゼミナールの主幹（指導教官）でしたが、彼女が初めて、ここを説いて（講義して）くれたとき、私は感嘆シキリ！だったことを今でもはっきりと覚えています。

この出来事（といってよいくらいの大発見でした）は私の著書の一つである『武道講義第一巻　武道と認識の理論Ⅰ』（前出）に認《シタタ》めてあります。

その約十年後の一九九一年四月にこの出来事を記念して私が講義した内容の記録（いわゆる講義録）が幸いにして残っていますので、それを読んでいただきましょう。

「いくつか質問が出ているけれども、『海保教官の〝指導とは何か〟という講義はどのような内容だったんでしょうか』という質問がそのなかでもとても大事なので説いておきたい。

あれはもう十年も前のことになると思うが、わが流派の中枢部隊である飛翔隊の田熊隊長がまだ初段だったころ、東京大学の学生であった岡上という五級の者を指導していたことがある。

そのときの、両者の認識の変化を像の展開として、彼女が解き明かしてみせたのが最初だった。これは指導者として描いた像を被指導者がどういうふうに頭のなかに受け止めたかを逐一、像の変化として、両者の相互浸透がどのように進んでいくかの過程を展開してみせたものだった。

世上、認識論について説いてある本は多いけれども、『認識とは対象の頭脳における反映である』という言葉の意味するところをきちんと説いた（説けた）学者はいない。『認識は像である』というところまでは説く人間はいる。しかし、像とは一体なにか、反映するとはいかなることか、認識とはいかなる像か、こういったことが説（解）けた人間は一人もいない。

ところが海保は、『像』というのはどういうものかということを史上初めて、空手の指導例として解いてみせた。これは世界中の誰もが解いていないことだった。おそらくこれを発表したら、世界中の認識論学者は腰を抜かすことになるだろう。

そろそろ彼女も次の論文（これは現在『育児の認識学』として現代社から発刊されている）でそこのところの展開、すなわち『像とはなにか』について説き始めているので、本来ならばその論文を待ったほうがいいのだけれども、ここでも少しその問題について説いてみることにしたい。本当は、そこは彼女のオリジナルなので私が説くのは気が引けるんだけれども、まあいいか、彼女は私の弟子なんだから。

それでは『像』とはなにか。ここに東大進君（マンガの主人公）がいる。彼が杉の木をみたとすると、頭のなかに杉の木が反映されて像が描かれる。ところでよく認識は言葉だ、という人がいる。『言葉で考える』という人間もいる。しかしこれは間違いで、私たちは『像で考える』というのが正しい。

これ以前にも、人間はなぜ頭のなかに像を描くのか、という問題があるが、これについて説きはじめると何時間もかかってしまうので、そこはカットしておく。したがってここでは人間というのは頭のなかに像を描く、というところから出発する。

ならば、その像、とはそもそもなにか、といえば五感情像である、ということになる。すなわち視覚だけではない。聴覚がそこに加わっているだけでもない。味覚、嗅覚、皮膚感覚、といった五感のすべてが動員されて『像』が形成されている。そして杉の木をみたときに、その像が頭のなかに結ばれることを反映といい、この像のことを認識という。

だからといって、認識論というのは、単純にその「像とはなにかを説く」論であるだけではない。それ以前に、像とはなにか、が解明されていなければならない。そこを世界で初めて解いたのが私たちである。

そのためには、物質の進化の百億年の歴史をたどり返さなければならない。こういうことをやらないかぎり、この問題は解けない。それをやったところが、日本弁証法論理学研究会のおそろしいところだ。

私たちは今まさに、ヘーゲルの高みにも迫ろうとしているけれども、すでに凌駕している点もある。たとえば認識論に関してはヘーゲルの本と私の本と、どちらがレベルが高いか、かつ詳しいか比べてみればいい。論理的な高みとしては私のほうがレベルは上であるはずだ。

さて認識が五感情像であるというのは、対象を目をとおして、鼻をとおして、皮膚をとおしてわかる、ということであるが、しかしここをただ単に言葉をとおしてわかるというのではダメなのである。事実としてここをわからなければいけない。どういうことか、というと、ここで描かれる像というのは目を耳を口を鼻を皮膚をとおしてできたということではなく、このようにして脳細胞に集められた感覚の合成像であるということをわかることが肝心だからである。

たとえば、目をつぶってバラの花の臭いをかいでみると、嗅覚しかはたらいていないにもかかわらず、バラの花の形や皮膚感覚も感じているはずである。同じようにラベンダーやお酒の臭いをかいでも同じことがおきるはずである。あるいはその逆にそのときに描かれる像が、臭いの感覚としてはゼロであったとしても、やはり同様に五感覚の合成された像になっている。つまり臭いを欠いた対象を反映しても、あくまでそれはそのときの嗅覚も集められたものとしての『五感覚像』になっているということである。

しかし、これだけをしゃべってしまうと、うっかりするとタダモノ論になってしまう。だから私たちの主体的唯物論（弁証法的唯物論）の立場からは、ここは『五感情像である』ときちんととらえなければならない。

なぜかといえば五感覚器官で創られるんだから、ここは五感覚像となるのがあたりまえと思うのが普通の人たちなのだから。

それが五感情像だ、といわれると『えーっ』ということになるかもしれない。『感覚器官をとおしているのに、感覚像ではなく感情像とは一体どういうことだ？』と疑問が起きるはずである。しかしここは五感覚像ではなく五感情像である、というのが正しい。

そもそも像というのは、ある実体があって、それを映しとったものである。それを像と呼ぶ。杉の木の例でいえば目の前の杉の木を模写した像であり、対象を映しとったものである。

ならばカメラで撮影した写真とはどう違うのか、それとも同じなのかということが次に問題になる。まず答えをだせば、もしも認識が感覚像だとしたら違わないといっても間違いではないが、感情像なら違うということになる。

もしも動物だとしたら感覚像でしかないから、猫なら猫としてすべて同じ反映となる。ところが人間には個性があるからけっして同じ反映にはならない。つまりわかりやすくいうならば、『個性的感覚像』のことを『五感情像』という。ここを少し説明してみよう。

たとえば杉花粉症に冒されている人は、自分は杉花粉症であるという感情で杉の木をみるから、とたんにクシャミがでるということにもなる。ところが本当は杉の木であっても、それを樫の木とカン違いしてしまえばクシャミがでることにはならない。

逆に杉の木ではなくても、それを杉の木として反映してしまえばクシャミが頻発することになろう。これは自分が自分に騙されているからだ。これからでもわからなければならないように、現在、杉花粉症と呼ばれているものは、大半が心からくる病なのである。

つまりその人の心的状態（自分自身の感情）が花粉症であるからこそ、本当に花粉症になってしまっているということだ。したがって花粉症のほとんどはこの心の病であるということになる。

このように杉の木をみたときも、ただ単に杉の木をみるんじゃなく自分の感情で杉の木をみる。杉の木のそのままではなく、自分のアタマのなかにできあがっている杉の木の像でもって、その人の感情で対象に問いかけている。

だから大志を抱いて杉の木に問いかけるのと、『あんな杉の木』と思って対象に問いかけるのとでは反映される像が違ってくる。人間はその人の感情で杉の木の像が描かれる。それが感情像ということである。

だからその人の『空手の突』もその人の『感情像』として、『空手の突』ができあがっている。だからイヤイヤながら『空手の突』をやるのと、大志を抱いて『空手の突』をやるのとでは、『空手の突』のできあがりかたが違ってくる。これが自分と『空手の突』との相互浸透であり、コミュニケーションだ（昨日の講義でコミュニケーション論が展開されたのをふまえて）。

これが自分と『空手の突』とのコミュニケーションであり、相互浸透ということである。大志をもって杉の木に問いかけると、スラリとそびえたっており、大きく枝を張っていると反映する。

ところが花粉症の人間が問いかけると『クシャミがでて、鼻水がでて、涙がでる』という形で反映してくる。一方、大志の象徴としてみたとすると、『自分もあんなにすぐれた人間になりたい』と、杉の木と直接に天下を睥睨《ヘイゲイ》する認識になる。このばあいも、けっして杉の木だけを直接にみているわけではない。

この合宿でだされている食事をみてもそれはわかるだろう。けっしてただ『メシ』という形では反映してはいないはずである。たとえば、『ああ嫌いなものがあるな』

とか、『こんなものを食えば腹を下してしまう』とか、『こんなものを食わされるんだったら合宿にくるんじゃなかった』とか。あるいは『これを食わなきゃぶっとばされる』とかね。そういった反映をするはずである、人間ならば……。これが『五感情像』というモノである。

このようにみてみると、対象を反映するということも、あくまでもタダモノ論的にみてはいけないということがわかるようになる。その構造としてはダイナミック性がある。それは反映する対象と自分との、自分の内部における関係性の流れとして反映する。だから同じように駅に行ったとしても、単位を落っことして先生に頼みに行くばあいと、今日彼女とのデートがあるというばあいとは認識が違うはずである。

単位を落っことしたばあいには、『三拝九拝して、先生をおがみ倒さなければいかんなあ』という認識で電車に乗る。一方、彼女とデートするばあいには、アイスクリームをなめながら電車を待っているかもしれない。駅員がパチンパチンと切符を切る音もそれぞれ違った音として響いてくる。先生のところへ頼みに行くには、『どうなるだろう』という不安として響いてくる。デートのばあいには『今日はどこに行こうかな』というウキウキした認識で反映する。

このように認識というのは、けっして単純な反映ではない。自分の感情で対象を反映する。そうしてこうやって自分のアタマが創られてくる。

だから大志をもって『空手の突』をやるばあいと、いやいややるばあいとでは、できあがるものがまったく違ってくる。

このように認識というのは、単なる反映像ではなく、感情像である。したがって、対象を反映するほどに、いうなればアタマのなかに感情がたまっていくことになる。それが自分の個性としてたまっていく。だから落ちこんだ像をためこむとどうなるか。自分の個性として落ちこみをますます創ってしまう。ならばどうしたらそのアタマが治るかというと、落ちこむことをやめればいい。そういうと、そんなことはできない、というかもしれない。しかし本当はそれはできる。どうすればいいかというと、それをやめればいい。

毎日毎日、自分がやっていることで私たち人間は形成される。

そもそも人間が人間たるゆえんは、社会的個人でありながら個として育つという点にある。ところがどうしても人間は個としての存在であると考えてしまいがちである。しかし本当は、社会的人間が個人なのであって、個人が社会的人間になるわけではない。だから個性が個性として尊重されるわけではない。個性は社会性をもつことによってのみ尊重される。」

いかがでしたか。この〝夢〟講義の書物は「ですます体」の「講義」ですので、引用の講義録も「ですます体」にしたかったのですが、それでは当時と雰囲気が違ってしまいますので、あえて原録のママとしてあります。

前に説きましたように、この講義録は今から十四年ほど前に過去の歴史を、とくに海保静子さんの偉業を振りかえるものとして講義したモノです。

『武道講義　第一巻　武道と認識の理論Ⅰ』（前出）にも説きましたが、この弟子の偉業に大きく触発された結果、数年たらずして、私の認識論は、認識学と公言できるようになりました。これはひとえに弟子である海保静子さんのお蔭です。

その彼女の著作が一九九九年にこの現代社から出版されたのが、冒頭の看護に関わる四つの質問にもでてきた、『育児の認識学――こどものアタマとココロのはたらきをみつめて』でした。内容は見事の一言あるのみです。

読者のみなさんもぜひ手にとってみてください。世界初という中身がどれほどのモノかを内容が語ってくれるでしょう。

第四章　看護を学ぶのに必要な覚悟を説く

第一節　三十九歳からの論文の書きかたの学び

読者のみなさん、本章では前章の難しい〝夢〟講義を反省しながら、やさしく説いていきます。

実は、私は三十九歳になったころ、数年来つづいていた「ある雑誌」の連載がどうしてもうまく書けなくて、とても苦しんでいました。そこで悩んだあげくのはてに、ある高名な学者に論文の書きかたを教わることにしました。なにしろ、そろそろ四十歳という人間の脳というより、頭脳活動の境界線を目の前にしていたものですから、なかなか承諾の返事はもらえませんでした。

ここで「なぜ四十歳か」をいいますと、人間の頭脳活動としては通常この年齢までが実力向上の限界だからです。より正確には「サルがヒトに進化し、ヒトが人間になる過程での出来事」だったのですが……。ここがヘッケルの説く「個体発生は系統発生をくり返す」との実例だと思ってください。

これはどんな大学の教師といえども、けっして例外ではありえません。それがなぜかの一端は『南郷継正 武道哲学 著作・講義全集 第二巻』（前出）に収めた「新・弁証法・認識論への道」で説きました。だから、こどもの夢という夢を親が四十歳をすぎてしまっていると、なかなか理解してやれないのです。そればかりか、実力と経験だけで習得した自分のつまらない夢だけを押しつけがちになるのです。

それはともかくとしまして、私はその高名な学者にコンコンと諭《サト》されました。

「六十の手習いという言葉はたしかにあるけれども、あれは運動でいえば散歩レベルの初心者用であり、学問的なこと理論的なことは、六十はおろか四十でも不可能に近い。あなたも、もうすぐ四十歳となる。それだけに、きちんとした論文を書けるようになるのは、ほとんど夢物語である。

そもそも論文というものは、何年にもわたって理論的研鑽を積まなければ書けるものではない。アキラメなさい。二十代の初めからでも最低十年はかかるのだから」と。

それでも私は「十年はおろか二十年かかってもいい、それだけの覚悟はある！」と申しでて、ようやく弟子にしてもらったものでした。

そのカイがあって論文体がモノにできたぶん、難しい展開のほうが楽にできるようになったばかりでなく、論文体で説くほうが楽しくさえなっていったのです。当然に、日常生活での単なるお話も論文体としての流れとなっていきます。これが私の文章がすぐに事実的にも論理的にも難しくなってしまう（淋しい？）理由なのです。

でも、ここで興味のある読者のみなさんもいることでしょう。

「では、実際には何年かかったのですか。その論文とやらがきちんと書けるようになったのは十年後ですか、それとも二十年後ですか」と聞きたいでしょう。

たしかにそれはそれは大変な修練の月日がつづきました。なにしろ、文章の運びかたはもちろんのこと、言葉の選びかた、文章の切れ目としての読点〈、〉をどこに打つか、あるいは句点〈。〉をどこでつけるか、などなどの一つ一つを、小学生の作文レベルをも含めて、厳しくシツケられていったからです。

当然に、論題のつけかた、頭だしの言葉のとりかた、論文の途中の（Ⅰ）、（Ⅱ）、（Ⅲ）をどこにすべきなのか、はもちろんのこと、学問としての論文の展開は、エッセイや日記や、小説とどう異なるのか、それはなぜかなどを、シゴキというレベルで教わることでもあったのです。

おかげで、三ヵ月、六ヵ月と月日が流れていくうちに、しだいしだいに合格点をもらえるようになりました。

その結果の、習作として書いた論文が出版されたのは四年後のこと、題名は『武道とは何か』（三一書房）でした。これは「論文の書きかた」そのものに、ただただ思いをこめてしっかりと論文化したものです。

それだけに、学問をめざす東大生などの学生諸君には、論文の書きかたの手本書・必読書として紹介してきました。

それでも「目次」のたてかたまで合格点がもらえたのは、それから三年を経た『武道修行の道』（三一書房）ででした。

以上でわかっていただけると思いますが、論文体の合格点は三年有半、書物としての合格点が七年弱ということになります。

二十年もの月日を覚悟しての出立でしたが、三年有半で合格できたのは幸運でした。でも、そのために頭脳活動の原点である脳の鍛練方法（簡単にいいますと、弁証法の正しい学びに加えるに、正しく空手の技法を学びとることの二重構造です）が、幸運を大きく手助けしてくれたことでした。

この点については、先ほど紹介した「新・弁証法・認識論への道」にきちんと説いておきましたので、興味ある読者のみなさんは参考にしてください。

第二節　憧れた看護と大学での学びの落差

さて、こんな昔話をしているとキリがありませんので、早速ここで本章の主題に移りましょう。本章の主題は、第一章第五節で読んでいただいた（はずの）四つの質問・相談に答えることです。

とはいいましても、そこでの約束があります。それで、まずはこの四つの質問・相談を人生相談レベルでやさしく答えることから始めたいと思います。ということは、ここではやさしくを大事にして諄々《ジュンジュン》と説くことを旨として説くということですので、論文体はナシ！と思ってください。

まず、第一の質問からです。もう一度読んでみてください。

〔1〕看護大学に入学した当初から看護大学を卒業後別の大学に行こうかと迷っていましたが、今は卒業後心理学系の大学院に行きたいと思っています。看護を学ぶなかで、相手の立場にたつということの大切さ、相手の心を知ることの大切さはあらゆる場面で強調されており、そのことの大切さは自分でもわかるような気がします。

しかし、相手の心を知るということがしっかりとわかっていないのではないか、そのことをわかるためには心理学を学ぶ必要があるのではないかと思えてきたからです。もちろん、看護大学のカリキュラムのなかには心理学やカウンセリング、精神看護の講座が設けられ、著名な人の学説や研究が紹介され、人間についてどのように追求、研究されてきたのか、相手の心に近づくためにどのような手法が用いられているのかということは、そのなかで触れられています。

でも、それだけでは自分自身が看護者として相手と関わるときにその人の心を知ることにはつながってこないような気がします。どのように関わったらよいかとの悩みがあります。

ですから、そうしたことをしっかりとわかるためには、心理学をもっと深く学んでいく必要があるのではないかと考えたのです。しかしそう思う一方で、看護を専門としているからこそ人の心に触れることができる、なのになぜ看護学に学ぶことによってそれを深めていくのではなく、他学である心理学に学ばなければならないのか、という思いもあります。どのように考えたらよいのでしょうか。

この質問者を仮にAさんとしましょう。Aさんは看護の世界に憧れて看護大学に入学したのか、それとも心の研究がしたくて、タマタマ入学したのが看護大学だったのでしょうか。

Aさんの真意なるものがこのどちらにあるかによって、答も答えかたも異なってくるのですが、まずは前者の看護に憧れての入学としてみましょう。憧れて入学したはずの看護大学であるはずなのに、すぐに別の進路を考えているAさん。これには大きな理由がなければなりません。

考えられることは、看護に憧れたというAさんの心にあった看護と、大学で授業としてある看護の課目の印象からくる違い、だったのではないか、ということです。

憧れて心に描いていた看護は、病に苦しんでいる患者のベッドサイドでその患者に心から尽くしているAさんそのものです。病のなんたるかも知らず、現実の病人の有様も知らず、ただヒタスラ患者を思う、なにかをしてあげられる自分であったAさん。

ところがそのAさんが現実にそこに入学してみると、存在していたのは、夢にまで描いた患者でもなければ、ベッドサイドに立つ自分でもなく、看護は看護学そのものだけで学べる、よくあっても基礎編と上級編と臨床編くらいと中身・実体に心を高ぶらせて入学したAさんには、思いもよらぬ看護学科に必須として学ばされる膨大な課目の数々。

「えーッ、看護って私の描いていた看護じゃないの?」との大きな疑問を口にするときすらないままに、次から次へと名目の異なる〇〇看護がつづく日々。

そして、その必須(選択できない)のすべての課目の先生がたは、口をそろえて相手の立場にたつことの大切さ、相手の心を知ることの大切さを説かれる日々である。

にもかかわらず、どうしてそうなのか、どうすればそうなれるのかは、どの先生がたも説かれないし教えてくださらない……ばかりか、毎週つづくそれぞれの先生がたからの大変なレポート提出の数々……。

となれば、自分がますますミジメにみえてきてしまい、ここに入学したのがまちがっていたのではないか、別の看護大学だったら自分の憧れの看護があるのではないか、でも先生がたの説かれる相手の立場にたつとか相手の心を知るというのもゴモットモ！と思う自分もいる……となれば別の大学をと考えるよりも、ここはひとまず心を慎《シズ》めてしっかりと大学で勉強し、卒業したらそのときこそ心の学びをやってみよう。

心の学びとしては心理学という学問がある。だったら大学院で心理学を、と考えたAさんであったワケです。

さて、読者のみなさんはどう思われますか。

第三節　看護を専門として学ぶために必要な覚悟

看護学科のみなさんは看護とはなにかについては当然に教わっていますね。『ナイチンゲール言葉集』(薄井坦子編、現代社)は、机の上に置いてあります、との返事くらいはありそうですね。

では、このAさんの気持ちはおわかりでしょう。Aさんとしては、自分の思い描いて憧れていた看護の像は、実際の看護の事実と大きく異なっていたのがわかった瞬間、それまでの看護への憧れ（夢）がガラガラと音をたてて崩れていくのがしっかりとわかったわけです。

でもAさんは、そこから必死の思いで自分の夢の再構築をはかることになります。これが右へ揺れ、左へ揺れるココロの、そしてアタマのなかの数えきれないくらい混乱した一コマ一コマであり、その状態が凝縮《ギョウシュク》されてこの相談の中身となったのだ、といってよいでしょう。

では、相談の中身に少しばかり立ちいってみましょうか……。

何回も述べていますように、本章では難しいことはナシ！ですので、深く説くことも論理としての展開もまず、ありません。こういった説きかたを、現象論的といいます。

現象論というのは、中身を説くといいながら、実際は外から眺めて中身と思えてくるモノを説くことになります。たとえば、サツマイモとジャガイモは同じ「イモ」と思って、です。学問でいう現象論はトモカクそんなことと思ってもらえた、として次へいきましょう。

Aさんが自分の夢みた看護と大学での看護の違いは、現象論としての違いでしかないのです。でも、そんなことは入学したばかりのAさんにはわかりませんし、理解できるはずもありません。

ですから本来は、入学式の当日か、少なくともその月のうちに、学長先生なり、学部長先生なりが、夢みる乙女時代に描く看護と、ナイチンゲールの説く現実ないし本物の看護との違いをしっかりと講義ないし訓示してあげるべきなのです。

簡単にいえば、以下のようにです。

「みなさんが大きく夢みてきた看護の中身はどんなに見事なものであっても、実際にみる現実の病院で時々刻々展開されていく看護とは、天と地ほどの差があるのです。詳しくは、看護学総論あるいは看護学原論で担当の先生が、しっかりと看護の体系を説く流れのなかで講義してくださいます。

そこをしっかりとわかってから、すなわち、看護とはなにか、看護と医術との違いはなにかをしっかり頭にいれてから、そこを忘れないように、つまり、必ず看護とはなにかの一般論をふまえ、そしてそこから看護場面の事実の一つ一つを考えながら、モロモロの課目の勉強に励みましょう。

みなさんが、そんなふうに『看護とはなにか』から具体的事実を一つまた一つと学んでいけば、みなさんが高校生のころに夢みた看護と、実際の看護とはあまり違わなかったということがわかるでしょう。

学びはじめに違うと思ったのは、自分が夢みた看護は看護師になった結果としての看護の場面であったのであり、入学当初に出会った看護は、看護の専門家になるための入門当初の勉強のアレコレだったのだ、ときっとわかってくるはずです。」

今は、どんな大学でもサークルの一つに空手の同好会のようなモノがありますね。そこで空手を教わっている学生のみなさんたちにもわかる例で説いておきましょうか。

空手の技を用いて闘っている場面があるとします。その闘いをみて、自分もあんなふうに闘えたらどんなに気持ちがいいことか。カッコいい技で強そうな相手を倒せたらいいな、と思って空手を夢みたとします。

それで、空手をと志して入門してみると、カッコいい闘いを教わることはまずなく、自分が夢にまでみた空手とは似ても似つかない、基本と称される立ちかたとか突きかたとか、足のあげかたとか、ヒドイときには、手の握りかたとか、もっと厳しいのは、ランニングやナワトビ、腕たてふせ等々といった、「えッ、これも空手？　これが空手？」と、「どうして！　ドウシテ？」という思いの日々になるのが、まずは通常の空手の練習の第一歩なのです。

ここをしっかりとふまえられるかどうかが、上達への別れ道となります。たしかにここを適当に学んでもなんとか空手らしくはなります。がしかし、専門家にはとうていなれずに、体力での勝負となっていくだけです。

看護も同じく、ただ「心」だけの看護となったらどうしますか。

本章の冒頭に説いた三十九歳からの私の文章力への学び、学問への道の一つである論文の構成力への学びを読み返してごらんなさい。同じことが書いてあるでしょう。

何事においても、専門家になるには、苦労というより努力すること、努力をつづけられることが大事なのです。みなさんがいきなり、看護の専門家としてベッドサイドに立てるわけがないのです。

でも結果としては立つことができます。すなわち専門家への道は厳しくつらいモノだと、まず大学側が入学当初に覚悟させるべくしっかりと説いてほしいという願いから、一言述べてみました……。

第二編

看護に必要な「認識と言語の理論」

第一章　看護における観念的二重化を説く

第一節　看護に認識論は必須である

読者のみなさん。第一編では、これからみなさんの専門とする看護の問題に答えていくために、まずわかっておいてほしいことを、いろいろお話ししてきました。それは、その問題に答えていく私自身の紹介に始まり、すべて認識に関わるものでした。

みなさん周知のように、看護が対象とするのは、病んでいる人間です。そもそも人間は、本能で生きている他のあらゆる動物と違い、脳のはたらきの一つである認識によって生き、生活している存在です。

これを学問的には、「人間は認識的実在である」といいます。すなわち、食べることも、眠ることも、運動することも、すべて本能に代わって、認識がきめるのが人間です。

したがって、人間を対象として、人間にはたらきかける看護という専門職は、認識に関わる理論である認識論を学び、その実力をつけることなしには実践できない、いいえもっというなら、実践してはならない分野なのです。

ところが、現実の看護の教育現場では、さまざまな手技や最先端の医学的知識が尊重されるか、あるいは「看護の心が大事だ」といわれるだけで、学問的な認識論に基づく教育、学習はほとんど行なわれていないのが現状です。

だからこそ、悶々と悩んだ末に、第一編であげた質問・相談が、看護学生のなかからでてくるのです。したがって、そのような質問に、認識に関わるあらゆる問題を解き認識論からさらには認識学を体系化した私が、答えていくことにしたのです。

これから、先ほどあげた「看護に関わる四つの質問・相談」の中身にはいり、答えていくことになりますが、そのために必要な認識論の基本中の基本である「認識とはなにか」について、第一編で説きました。

したがってみなさんは、その内容をもう一度しっかりと理解してください。そして、その四つの質問・相談の答を理解すると直接に、その解きかたの背後にある認識論、すなわち認識の理論を学びとり、看護に本当に必要な実力を培っていってほしいと願っています。

第二節　相手の立場にたつことの必要性

さてそれでは、最初の質問の次の問題点へいきましょう。

「看護を学ぶなかで、相手の立場にたつ……、相手の心を知る……」とあります。これはとても大切なことです。Aさんが、そのことの大切さは自分でもわかる気がするといっているとおりです。

でも、ここがわかるといったはずのAさんは、ここで大変な思いをすることになります。それは、Aさんがあれほど憧れて夢みた看護の場面でのベッドサイドストーリーには、相手を思いやることはあっても、相手の立場にたつとか、相手の心を知る！ことはあまりなかったことに気づかされたからです。たしかにAさんは、その夢のなかでは憧れの看護師となって病に苦しんでいる相手の看護をしていた、相手の病に気づかいながらカイガイしく病人の面倒をみていた……はずでした。でも、Aさんの思いはここで立ちどまってしまうことになるのです。

それはいったい、どういうことでしょう、それはいったいなぜでしょう。

それをわかるには、次の「小説」の一部分がとても役にたちます。まずは読んでみてください。そうすれば、読者のみなさんの誰でも、そうです、Aさんのことをどうしてなの？と思っているはずのあなたにもきっとわかるはずです。そしてこの次に説く小説を読むことの大事さも。

「ジルーシャは、だだっ広いこおりついた芝生と、孤児院の境界をしめす高い鉄柵のむこう、点々と別荘のつらなるゆるやかな丘の起伏やはだかの木々のまんなかにそびえる村の教会の尖塔をじっと見つめた。

一日は終わった。——今日は上出来だったと彼女は思った。理事や委員たちはひと通りそちこちを見てまわり、報告書を読み、お茶を飲み、さてまたあとひと月は、この小さなうるさいやっかい者たちのことを忘れてしまえるとばかりに、楽しい暖炉の待っているわが家へと急ぎはじめていた。孤児院の門を出て行く自動車や馬車の流れを、ジルーシャは体を前へのりだして、ものめずらしげに——しかもちょっと憧れるような悲しげな顔つきで——見おろしていた。

お供をつれたそういう馬車に乗って、丘の中腹にぽつんと建っている大きなお屋敷に帰って行く自分を、彼女は心のなかで想像した。毛皮のコートを着て、羽根のふちかざりのついたビロード帽子をかぶって、馬車の座席にゆったりともたれて、気軽に『帰るわ』と御者に上品な低い声で言いつけて……けれど、家の戸口まで来ると、その空想はぼやけてしまった。

ジルーシャは想像力ってものをもっていた。気をつけないととんでもないことになりますよ、とミセス・リペットは言うのだが、そんな鋭い想像力も、玄関から先へは役にたたなかった。元気で大胆なジルーシャだったが、かわいそうにこれまで生きてきた十七年のあいだ、まだ一度もふつうの家のなかへ足をふみいれたことがなかったのだ。だから彼女は、みなしごたちなんかに悩まされずに生きている世間の人たちの、毎日の暮らしかたが想像もつかなかった。」（ウェブスター著、谷川俊太郎訳『あしながおじさん』河出書房新社）

本当は岩波文庫の遠藤寿子さんの訳のほうがとてもすばらしいのですが、残念なことに旧漢字・旧カナですので、読者のみなさんのことを考えて新しいほうにしました。読まれるときは、ぜひ岩波のほうを！　と願っています。

『あしながおじさん』だったら読んだことはある！　とたいていのみなさんは思うでしょう。でも、これを看護の問題として読んだ人は、ほとんどいないでしょう。うっかりすると、それは福祉の問題じゃないの？　とも反論されそうですね。

第三節　相手の立場にたつことの困難性

本題へ戻ります。

この『あしながおじさん』を引用したのは、相手の立場、相手の心のことでAさんがとまどってしまったから、でした。つまり、なぜAさんは立ちどまるしかなかったのでしょう、なぜとまどうことになってしまうのでしょう、の心の中身を読者のみなさんにわかってもらうための手段でした。

Aさんのとまどいの中身は、おそらく次のことでしょう。

Aさんはベッドサイドストーリーでは相手の看護に懸命でした。夢みるレベルとはいえ、心からオットメをしているつもりでした。でも、先生がたは異口同音に諭されるのです。相手の立場、相手の心と。立ちどまったAさんは、必死になって考えます。ベッドサイドの患者の立場とは、病の人の心とは……と。でも、どうしても答はみつかりませんでした。みつからない、というより、なにを考えてもそうであるように思え、なにを考えても違うように思えてならないのです。必死に答をつかまえても、スルリと答は逃げてしまうのです。これこそ大丈夫、と思ってしっかり把握したはずのものが、いつのまにか目の前で霞かモヤのように薄れていってそんなのは答ではない、と今度は思えてしまうのです。

「えッ、心ってなんだったの？　相手の立場だと思えるのに、どうして自分勝手な、しかも自分の立場にたっているの？　私って!!」といつもいつもワケがわからなくなっていくAさん。

『あしながおじさん』を読んだみなさんには、原因がようやくわかってきているはずです。たとえば次の文章がヒントです。

「気軽に『帰るわ』と御者に上品な低い声で言いつけて……けれど、家の戸口まで来ると、その空想はぼやけてしまった」「ジルーシャは想像力ってものをもっていた。気をつけないととんでもないことになりますよ、とミセス・リペットは言うのだが、そんな鋭い想像力も、玄関から先へは役にたたなかった」「まだ一度もふつうの家のなかへ足をふみいれたことのなかった……彼女は……世間の人たちの、毎日の暮らしかたが想像もつかなかった」

どうですか、読者のみなさん。ここをしっかりと読みなおしてみると、Aさんの気持ちがよく（だんだんと、そしてしっかりと、最後にはしっとりと）わかってくるでしょう。あれやこれやと相手（病人）の心を考えてみても、というより考えれば考えるほどに、思いやれば思いやるほどに、深く入りこめれば入りこめるほどに、相手の心がしっかりとボヤけてくるはずです。

また相手の立場にたつと一口にいっても、相手はさまざまです。そのさまざまな相手は当然にさまざまな病をもち、これまたあたりまえですがさまざまな病みかたをして、それから入院してくるのです。

簡単に考えても、そのさまざまをサマザマに想像しなければならないにもかかわらず、サマザマに想像するほどに、サマザマはボヤけていくのみ！　なのです。

読者のみなさんが、夜みた本当の夢を想いだそうとすると、自分の服装、靴、ネックレス、時計、道路、街並みは考えるほどにボヤけてくるでしょう。

その夢のなかのあなたは、気持ちだけは想いおこせるでしょう。でも、それ以外の夢のなかの現実は、思うほどに考えるほどに不確かになるはずです。こんな状態が相手の立場、相手の心なのです。ではこれは、看護ではどう展開できるのでしょうか。ここを「心理学」とやらは、どう知り、どう扱うというのでしょうか。

第四節　看護はなぜ相手の立場にたたなければならないか

第二節では、看護にとって相手の立場にたつことの大切さを説き、第三節ではそれがとても困難であることを説きました。ここでは、看護はなぜ相手の立場にたつことが大切なのか、なぜ相手の心を知ることが大切なのかから説いていきましょう。

これは端的には、看護の相手が人間だからです。しかも、病んでいる人間だからです。看護とは、病んでいる人の病気が回復に向かうようにその人の生活過程を整えること、でしたね。病んでいる人というのは、その病んでいることでも心が病みはじめるものです。もっといいますと、体だけが病んでいる人でも、自分の病みを深刻にとらえはじめるようになると、病んではいないはずの心までが病むことになりかねないということです。ですから、「病は気から……」との諺どおりに、気から、すなわち、心からだけでも病になる人が数多くいます。だから病のことを病気ともいうのでしたね。

人間はこのように、心のありかた一つでも病になりかねない存在です。それだけに、体だけが病んでいる人を、看護の過程のなかで気まで（心まで）病ませてはいけないのだ、とわからなければなりません。これが、相手の立場にたつことの大切さの一つであり、相手の心を知ることの大切さの一つです。ここで「どうして？」と思う方は、読者のみなさんのなかにはいないはずです。

話をつづけます。病んでいる人はなにかで病んだはずです。そのなにかは必ずその人の生活のなかにあります。そのなにかを知るには、その人の生活の実態がわからなければなりません。ここは看護する立場からではなく、相手の立場にたっての相手の生活の実態をわかることがまず必要です。だから相手の立場にたつ必要が、ここにもまたあるのです。

これは生活経験の幼い看護学科の学生のみなさんにはとてもわかりづらいことです。でも、わからないではすまされないのが専門職というものです。

相手の立場ではなく、普通の家というレベルでいいますと、（前節で登場した）ジルーシャにはここが少しもわかりませんでした。これが「……けれど、家の戸口まで来ると、その空想はぼやけてしまった」（『あしながおじさん』前出）という文章の中身です。

以上のことを少し別の角度からまとめてみましょう。

相手の立場にたてることは、どんな人にとっても大切なのは当然です。これは社会生活上の基本であり、常識そのものですから。

しかし、看護学科の学生のばあいは少し違います。違うというより、もっともっと大切なのです。といいますのは、通常の社会生活のばあいは、相手のことは思いやりというレベルで相手の立場にたてればよいからです。「この人は苦労して育ってきたのだなあ」とか、「家が貧乏だというのは、大変なことなんだなあ」「がんばっても力がつかないのは悲しいだろうなあ」とかのように、相手の辛さや、苦しさや悲しみをわかってやることができれば、まず大丈夫だからです。

では、看護学科の学生のばあいの思いやりは、通常の生活での思いやりと、どう違うというのでしょうか。どう違っていなければならないのでしょうか。

簡単にいいますと、もっともっと深く思いやることができればよいのです。でも、これでは答にはなりませんね。少し説きましょう。

先に説きましたように、看護するばあいの相手、つまり、思いやらなければならない相手というのは、通常の生活ができている人ではありません。相手は病んでいる人です。ですから、相手の立場にたつといっても、通常の生活をしっかりと行なっている人の立場にたつのではなく、病んでいる（通常の生活がしっかりどころか、少しもできないでいる）人の立場にたつことが要求されるのです。

「なあんだ！　そんなことだったら誰だってわかっています。なにを難しそうに説くのですか」と思う読者のみなさんがいるかもしれませんね。

第五節　看護でなぜ相手の立場にたつことが難しいか

ここで、私からの質問です。「では、どうしてジルーシャは自分の空想が家の戸口まで来ると、ぼやけてしまったのでしょうか。しかもこのジルーシャは、とてもとても頭のよい子だったはずなのに……」。ジルーシャが普通の家の戸口の所までしか空想がおよばなかった理由はなんだったでしょう。

それはジルーシャは普通の家のなかにはいったことがなかった、そんな経験は一度もなかったからですね。

ここまで説くと、少しはわかってきたでしょう。

「ジルーシャは普通の家のなかを知らない、だから普通の家のなかへは空想であってもはいっていけないわけだ。それと同じように、看護学科の学生も、もしかしたら普通の人の心は思いやることができても、普通の人の立場にはたつことができても、普通ではない人の心を思いやるのは大変なのだ。自分がまともな病気になったのではないかぎり、病んでいる人の立場にたてるのはなかなかできないことかもしれない」ということです。

元気な人の立場にたつことは、そう困難ではありません。それは、その人が元気であるだけに、それが心の問題となることが少ないからです。

ところが、その元気な人といっても、突然、失恋したり、友人に去られたり、身内に不幸があったりすれば、そこをいくら思いやったつもりでも、「あなたなんかには私の辛さはわからないわよ」と叫ばんばかりにいわれかねないでしょう。

看護の場での相手は、モロモロの不幸を内にもって入院している人が多くいます。それだけに、単に病んでいるだけでなく、不幸とともに病んでいるのですから、病みが単なる病みにとどまってはくれません。

ですから、先に述べたように、体の病みが心の病みともなっていく可能性がとても大きいのです。看護の場面で相手の立場にたつ、とはこのような体の病みが心の病みにもなっていく人の立場にたつのだということを、まずしっかりとわかってください。

これでも「なあんだ！　そんなこと」となるのでしょうか。

であるとすれば、もう一言加えておくことにしましょう。病んでいる人というのは、これは病人という対象をただ病むというたった一つの共通の性質でとらえただけですから、つまり、病むという一般性で把捉しただけですから、これだけではとうてい相手の立場にはたてませんね。

なぜならと説明するまでもなく、ある病院を見学しただけでも、「いろいろな病人がいるなあ」と感嘆しかねないでしょう。

そしてそのいろいろな病人をみていくと、赤ちゃんあり、幼児あり、小学生あり、中学生あり、高校生あり、大学生あり、浪人生あり、大企業の社員あり、中小企業の社員あり、弁当屋さんあり、お母さんあり、失業者あり、学校の先生あり、警察官あり、技術者あり、保育士さんあり、看護師さんあり、とあって、病気の種類もさることながら、病人の生活の違いですらも無数です。

ましてこれに、生活のレベルの違い、社会的地位の違いまでみていけば、看護学科の学生でしたら気が遠くなるはずです。「どうして？」となるはずはありませんよね。

なぜなら、これらの無限・無数の病んでいる人のそれぞれが、自分の立場をもっているのですから、看護の場面ではその無限・無数のそれぞれの相手の立場にそれぞれのレベルでそれに応じてたつことが要求されるのですから。こういった病む人のそのそれぞれの相手に見合った思いやりが相手のレベルでできてこそ、看護レベルでの思いやりとなるのですから。

以上のことを、ある程度考えることができた相談者のAさんであったからこそ、そしてそれが看護学科ではたして学べるのかという疑問を感じたからこそ、この「そのことをわかるためには心理学を学ぶ必要があるのではないかと思えてきた」との質問になったのだと思います。

読者のみなさんはいかがですか。ここを解答するのは、とても簡単ではありません。答えるのが難しいのではないのです。答えかたが難しいというか、答えるとかえって難しくなってしまうのを恐れるからです。でも答えるしかありませんね。

第六節　心理学は看護には役にたたない

まず、「心理学を学ぶ必要があるのでは……」からいきましょう。

これにたいしての答は否です。つまり駄目です。なぜダメなのかといいますと、心理学というものは、看護という高度なレベルの場面ではほとんど役にたたないからです。理由を端的にいえば以下です。

日本の大学の心理学科では、一例をあげれば家族を亡くしたこどもの心理学とか、失恋しつづけた少女の心理学とか、夫と妻の別れの心理学とかの類いのいわゆる日常生活の問題が通常であって、現実の病室で病む人たち、すなわち体も心も非常な状態の人たちに直接に関わってくる、本当の心理学は教えていないからです。

　ではなにを教えてくれるのかとの疑問が湧くでしょう。簡単にいいますと、それは当人たちが諸外国のテキストで学んできたものを土台にして、適当に日本的にアレンジしたり、あるいは切り貼りしたりしながら教えているのです。

　一例をあげますと、ジェームスの心理学ではこうです。ランゲではああです。しかし現代ではもっといろいろな要素を組みいれて次のように説きます、といったようにです。

　はっきりいって、日本人の心が外国人の心でどうわかるというのですか。それに、心というものがなんであるのかも歴史的・学問的には先生がたは探求されてはいない！　し、まして、それをわかる方法も勉強されてはいない！　のが現実だからです。いずれ、日本の大学のモロモロの心理学講座を並べて一つ一つ説いてあげますので、ここでは「ダメ！」とだけ覚えておいてください。

第七節　「看護とは」がわかって初めて相手の立場にたてる

では、Aさんはどうすればよいのでしょうか。なにに学べば相手の立場にたてる看護ができるようになるのでしょうか。

この答は、Aさん自身がしっかりと、それも見事に答えています。

次の「看護を専門としているからこそ人の心に触れることができる、なのになぜ看護に学ぶことによってそれを深めていくのではなく、他学である心理学に学ばなければならないのか」との言葉がそうです。これに優る解答はありません。

ここを少し説きますと、病む人の心や気持ちというものは、その病む人と関わることによってだけ、少しまた少しとしだいに大きくわかっていくことができるからです。ですから、Aさんの解答は正しいのです。では、なぜAさんは自問自答できているのに悩んでいるのでしょうか。なぜ悩むしかないのでしょうか。

それには二つの理由があります。

一つは、Aさんは先ほど第一編で説いたように看護の全体像を、まだまともに教わっていないからです。「看護とは」の全体像を教わらないままに看護の具体を知ることはできても、わかることはできません。ここをやさしい例で説けば、洋装か和装かがきまらなければ、靴か下駄かがきめられないようなことだからです。

看護とはなにか、がわかってこそ相手の立場にたつことの具体がわかってくるのです。看護の立場を抜きにして具体を考えていたら、相手が病む人ではなく結婚する人だった、などという悲喜劇になりかねません。いつかどこかの映画かテレビドラマでありましたね、『本日はお日柄もよく、御愁傷様です』というのが。

二つは、Aさんにはその「看護とはなにか」の全体像がしっかり描けるための学びが、あまりなされていないことです。それはどういうことですかと反問されるはずです。少し説いてみましょう。

当初に説きましたように、看護の対象は病む人です。病む人というのは、元は元気な人でした。つまり、普通の人です。その元気な普通の人が病んだのです。

ですから病む人の心をわかる必要があるわけですが、（何回も説きますが）病む前は元気だったのです。つまり、元気な心が病む体をもってしまったのです。それだけに、元気な体のときの元気な心を知ることなしには、病んだ体の元気な心とか、病んだ体で病んだ心の状態はわからないのだとわかるべきなのです。

変な例かもしれませんが、億万長者が貧乏になるのと、普通の人が貧乏になるのとでは、心の変化がまったく違うことでわかってください。

普通の人でしたら五百万円残っていたら、貧乏だとはなかなか思えませんが、大金持ちは結果として、五百万円しか残らなかったとしたら、死にたくなるはずです。このように病む人の立場にしっかりとたてるには、その人の元の立場がしっかりとわかっていることがとても大切な条件となります。

第八節　「人間とはなにか」をわかるための学び

ここらでそろそろ理解してほしいのですが、「看護とは」の全体像をしっかりと描くためには、通常の人間の全体像が描けている必要がある！　ということなのです。簡単にいえば、「人間とはなにか」がわかっている必要がある！　ということです。そのための学びが大切である、と説いているのです。

このためには、社会と歴史の学びが大事です。「やりました！　中学と高校で」との返事がありそうです。でも、少し違うのです。

人間とはなにかをわかるための社会と歴史の学びは、学校の教科書とか副読本とか参考書とかを合わせた程度では、大きく不足しているのです。なにが大きく不足するのかといえば時代の心、社会の心、人の心です。そのための学びとしては三つあります。

一つは、歴史を題材とした時代小説です。日本のでいえば、『大仏開眼』(長田秀雄著、角川書店)とか『新・平家物語』(吉川英治著、講談社)とか『大菩薩峠』(中里介山著、角川書店)とかのような時代が大きく主人公になっている小説です。

二つは、人間の心を主題にしている小説です。舟橋聖一や丹羽文雄や夏目漱石などの小説です。近頃の病んでいる青少年の心を扱ったものとしては、『心では重すぎる』(大沢在昌著、光文社)が参考になります。

三つは、社会派とされている推理小説です。松本清張や高木彬光や森村誠一などです。もちろん、外国モノでもよいのですが、日本の病院の患者はほとんどが日本人だと思いますので……。

こういった小説にしっかりと、時代の心とか社会の心とか人間の心といったモノを学びつづけて力を養ってこそ、相手の立場にたてる自分の心ができあがってくるのです。

第九節　看護における観念的二重化の実力

もし、読者のみなさんのなかに『弁証法はどういう科学か』（三浦つとむ著、講談社）を読んだ方たちがいれば、「ああ、観念的二重化とか世界の二重化のことを長々と説いているなあ」と思われたことでしょう。そのとおり！　です。

相手の立場にたつとは、学問的には観念的二重化そのものですし、病院とか、看護とかの全体像が描けるとは、世界の二重化の具体像が直接的に描けることそのものが可能な力をもっている、ということなのですから。

以上のような学びの積み重ねがあって、通常の人間の心への二重化＝観念的二重化が可能になってきます。この力がついてこそ、本物の看護を必要とする、病む人の心へ二重化できる下地が可能となるのです。当初の言葉を使えば、相手の立場にたてる＝相手の心を知ることができていくのです。

先ほど例示したように、病院のなかはサマザマな患者がいます。赤ちゃんから老人までいろいろな人がいます。

そのサマザマな病人はサマザマな病みかたをして入院しているのです。もっといえば、とても個性的に病んで、かつ、個性的に入院してきます。しかし、日常生活では個性的に生活して、そのなかで病むことは可能であっても、病院のなかでは個性的に生活をすることや個性的に病みを深めることなどは当然に制限されます。

簡単には、起床時間、起床のしかた、室内での歩きかた、食事のとりかた、会話のしかた、睡眠のとりかたなど、すべてが病室の雰囲気をこわさないように、病気が悪くならないように制限されます。

当然に、個性的な人ほど病院のなかでは厳しさを感じとることになります。ここに社会的な心と個性的な心との葛藤《カットウ》がおき、自分で自分を処理できない患者がモメ事の主人公となってくるのです。

こういった事実の一つ一つに看護者の立場から、しっかりと目を配れるかどうかがまた、観念的二重化の実力、すなわち、相手の立場にたって考えられる力を育ててきた人と、そうでない人との看護力の差として現実化することになるのです。これは大切な能力ですが、ここを養成するのには大変な努力が要求されます。

こういった看護力の中身の充実のためにこそ、たんなる医師の手足であればよかった時代の看護の中身が反省されて、准看から高看、そして短大やがて大学へと学校のレベルを向上させる制度の改革の必要があったのだ、としっかりわかることが大事なのです。

大学教育とは専門家を直接に養成するためではなく、人間として人間の看護ができる人材の育成にこそあるのだ、と大学生としての誇りをもてるような勉学を行なうべきであると思います。

そうでなければ、「高等看護学院となにが違うのか!?」といわれても、反論一つできない現実を看護学科の学生が迎えてしまいかねないとの不安を大きく抱きつつ、本書を認《シタタ》めてきています。

第二章　看護におけるコミュニケーションを説く

第一節　コミュニケーションとはなにか

前章では看護学科の学生としての学びには、時代の心、社会の心、人の心の三重性の学びが必要であると説いたところまででした。理由は簡単には、看護の心の養成を低いレベルで終わりにしてはならない、大学としての看護学科のレベルを貶《オトシ》めてはいけない、という点にあります。本章では以上をふまえて、二番目の質問に移ります。ここでも、前章で説いた「観念的二重化」の問題が大きなテーマとなっていきます。まずは二番目の質問を読んでみましょう。

〔2〕言語を介してのコミュニケーションについての学習をするというセミナーを受講しました。

看護は人と人とのコミュニケーションが大切であり、自分の思い、考えを相手に伝え、相手の思い、考えを受けとるということは言語を中心とする表現を介して行なわれると思ったので、そうしたコミュニケーションの過程がどのようになされるのか、ということを学びとりたいと思ったからです。

しかし受講してみると、言語とはいっても音声についての文献を読む、分析をするという内容で、私が知りたいと思っていたこととはかけはなれたものでした。なにか違うような気がしてなりません。コミュニケーションの過程は音声を分析することではけっしてわからないと思うのですが……。

そうは思うものの、看護にとって大切といわれるコミュニケーションの過程を自分なりにどのように身につけていったらよいのか、なにを学んだらそれがわかるのかがわかりません。どうしたらよいのでしょうか。

さて読者のみなさん、そもそもコミュニケーションとはなにかといえば、「ことばや文字、身ぶりなどを使って、考えや気持ちを通じあうこと」（『例解新国語辞典』三省堂）です。この質問者であるBさんは、セミナーでの講習に大きな疑問をもったようです。その疑問とは、「コミュニケーションの過程とはいったいなんなのだろう。音声分析とかではないはずだ。でもそんなことしかセミナーでは説いてくれないし。どう理解したらよいのだろう」ということですね。

辞書にもあるとおり、コミュニケーションとは心をわかりあうことであり、看護の場面に限定すれば、病んでいる人の心をわかってやることができる、病人の気持ちに二重化できる、ということです。相手の心、相手の気持ちがわかるためには、自分の心、自分の気持ちが相手の心、相手の気持ちとなんとなくであっても合致しなければなりません。

これを学問的には相手の立場にたっての観念的二重化＝自分の観念の相手的観念化といいます。ここで観念とは、心とか精神とかの学問用語をいいます。

ですから以上を簡単にいいますと、自分の現在の心や気持ちとは別に独立的に、相手と同じ心をもてる、相手と同じ気持ちになれるということです。

とまあ、言葉では簡単にいえますが、これはとても大変なことなのです。どのくらい大変なのかといいますと、前章で説いた「時代の心、社会の心、人の心」を学ぶレベルでの困難さだからです。

といいますのは、その時代における社会一般のなかの人の心というレベルで、心とか気持ちとかがわからなければ、学問レベルでのコミュニケーションはできない！　ということだからです。

ここを読者のみなさんにわかる例で説けば、カントやヘーゲルといった大哲学者の言葉は普通の大人にはわからない！　ということです。

逆にいいますと、普通の大人には、哲学というレベルでのコミュニケーションはカントやヘーゲル相手ではとうてい不可能である、ということです。

もっといいますと、普通の大人の人たちにとって、カントやヘーゲルといった大哲学者と学問レベルで哲学のお話をするのはとうてい無理である、つまり哲学レベルでの「対話」、すなわちコミュニケーションは不可能である、ということです。

もっとわかりやすい例をあげますと、一とか二とかの数字しか知らない人と数学者との会話は学問レベルではなりたたない、コミュニケーションは不可能だ、ということです。

ここまで説きますと、質問者であるBさんの大きな疑問にたいする答がなんとなくそうだよなあ！　と思えてくるでしょう。コミュニケーションの学びとは、それはけっして「音声についての文献を読む」ことでもなければ「分析をする」ということでもないな、と。

では、具体的には、どうすることなのでしょうか。どうすればコミュニケーションの「過程」とやらがわかるのでしょうか。

第二節　看護におけるコミュニケーションの特殊性

まず、Bさんの問いに戻ってみましょう。Bさんは、「看護は人と人とのコミュニケーションが大切であり、自分の思い、考えを相手に伝え、相手の思い、考えを受けとるということは言語を中心とする表現を介して行なわれると思ったので」それがどのようになされるのかの過程を知りたかったのでしたね。

これはもっともなことです。が、看護という場面では少し順序が違うことを、Bさんはまずわかることが大事です。なにかといいますと、BさんはBさんの思いや考えがあって、次に相手がでてくるのですが、看護では、病んでいる人の思いや考えがあって、それがBさんの思いや考えに関わってくるようになることが大切なのです。

どうしてですか、という反問がでそうですね。これは次のようなことです。

入院したばかりの病んでいる人がいるとします。とても不安なはずです。そこへ突然に看護する人がやってきて、自分の思いや気持ちのままに、あるいはそれを中心にすえて、その病んでいる人へ次々と質問をぶつけたとします。さて、病んでいる人の心、気持ちはどうなるのでしょうか、ということです。

入退院をくり返している病人ならばいざ知らず、通常はモロモロの心、モロモロの気持ちになります。そのモロモロの心、モロモロの気持ちを、では看護する人に伝えられるでしょうか、ということです。

読者のみなさんはいかがですか。心優しい方や気の弱い方でしたら、当然にモロモロの気持ちのなかから、看護する人の気持ちに見合った気持ちをとりだして返事をされますよね。つまり、自分の気持ちを伝えるのではなく、相手の気持ちに二重化して答えてしまいかねませんよね。

これでは病んでいる人の心や気持ちはわかりません。ですから、まずは！　病んでいる人の思いや考えを受けとることが大事だと説いたのです。

すなわち、コミュニケーションの過程とは、たしかに心の伝えあい、気持ちのわかりあいの過程なのですが、そのコミュニケーションの相手・立場によって、過程はモロモロに変化しますし、させなければならないということです。

端的には、過程は一つではない、というより、相手によっては、一つが三つになり、あるいは別の相手では一つのくり返しが大事になり、また、ある病人にたいしてはダンマリすらがコミュニケーションの一つの過程でもある、という変化をもつものなのです。

では、そういったコミュニケーションの過程とやらはどう学べばよいのか、という質問になりそうです。これに関わっての答は、前回と同じようになります。まずは、時代の心、社会の心、人の心がわかるようになることです。そのためには、それぞれにふさわしい、しっかりとした小説・作品を読まれることです。

では、そういった過程の学びをすれば、コミュニケーションはしっかりと可能なのですね、と念を押したい読者のみなさんもあるでしょう。

残念ながら答は否、です。ダメなのです。「どうして？」と悲鳴があがりそうですね。答は以下のようになります。まず、「言葉とはなんなのか」、すなわち、「言語とはなんであるのか」の問いから始める必要があります。つまり、簡単には答はでないのだというより、だしてはいけないのだ、ということです。

第三節　そもそも言語とはなにか

読者のみなさんは、言葉あるいは言語と聞いても少しの疑問もわかないと思います。なにしろ生まれてこのかた、ずっとずっと、いつもいつもお世話になって？　いる、使っているのがアタリマエの状態ですから。

さて、それでもあらたまって「言葉とはなにか、言語とはなにか」の問いを自分の胸のうちにしてみましょう。答はでましたか。でてこないでしょう。

これは「自分とはなに？」「私ってなにモノ？」と問うたときの答くらいに難しいモノですから。

なぜ答がでてこないのでしょう。

一つには、過去に一度も学問的・理論的には自分に「自分とはなにか」を問うたことがないからですし、二つには、その必要がほとんどなかったからですネ。

しかし、ここではなにがなんでも「言葉とは、言語とは」を問わなければなりません。なにしろ、コミュニケーションとは、なによりもまず言葉を介してなすモノですから、その「言葉とはなにか、言語とはなにか」がアイマイのままでは、あなたがいくらコミュニケーションの「過程」を学びたいと思っても、どうにもなりません。

私の恩師であった三浦つとむの著作のなかには、その言語の専門書なるものがあります。少し長くなりますが、大事なところを引用してみましょう。

「ちょっと見ると言語は自明な平凡なもののように思えるが、さて分析をはじめると、複雑な曲りくねった構造をかくし持った、手のつけられぬ存在だということを思い知らされる。

（中略）

この言語の謎を解きほぐして理論を建設するには、具体的な言語現象を集め整理しながらその背後の構造をさぐっていく仕事ももちろん必要であるが、逆に大きな観点から言語の本質は何かを考え、仮説を立てて実証的に具体化していく仕事も怠ってはなるまい。

（中略）

われわれが言語をはじめさまざまの表現をつくり出すのは、他の人間と精神的な交通を行おうとしてである。精神を伝えるには物質的な模像をつくる以上に方法がない

……（中略）

したがって、科学的な認識の理論を持たずに言語の理論的な解明を志すのは、まっくらな道を手さぐりで前進しようとするようなものだ……（中略）

大哲学者ヘーゲルは、世界をできあがった事物の複合体とする従来の見かたをしりぞけて、過程の複合体としてとらえようとした。……このとらえかたを言語の理論的研究に通用すれば、認識の成立から表現にいたる過程的構造の解明に努力せよということになろう。」（三浦つとむ著『認識と言語の理論Ⅰ』勁草書房）

さて、質問者であるBさんへの解答は、この引用文のすべてがプロローグとなります。つまりここをふまえて初めて答がだせるのです。

とはいいましても、この著書の中身がBさんへの直接・間接の答となるのではありません。もしそうであるならば、この書物をしっかり読みなさい！で終わることが可能だからです。

この引用文を一つの論文にまとめあげられれば、言葉＝言語のことはすべてわかることになるのですが、それには十年以上かかりますので、そのなかでもっとも大事なところを説くことにしましょう。

それは要約していいますと、「言葉というものは、人間と人間との精神的な交通を行なうタメのものである」ということと、「認識の成立から表現（言葉）にいたる過程的構造の解明が大事である」という二つです。

この二つの説明をわかってもらえれば、質問者であるBさんは、時代の心、社会の心、人の心の作品の学びを始めていっても大丈夫でしょう。

第四節　言語は人類の労働が誕生させたものである

さて、ここにある、人間と人間との精神的な交通を行なうと説く、その人間とはいったいなにモノなのでしょう。

ここのコミュニケーションの問題にかぎっての答でいいますと、「人間とは目的をもった認識ある実在（実存）である」となります。

説明は簡単です。人間と動物との違いはなんでしょうか。それは前章の冒頭で軽く触れましたように、動物が本能のままに行動するのにたいして、人間は自らが創りだした目的的認識（精神とか心）で本能を超えて行動するといったところにあります。

この人間が動物と大きく区別される、人間としての本質である目的的認識をもつようになって、人間は動物類から分かれて人類として発展しはじめました。これが個性を尊重しなさいといわれる、あの個性の誕生の源なのです。

動物は本能的実在（実存）ですので、いわゆる個性の発達はありません。人々は個々の動物のそれぞれに現われてくるモロモロの形態の相違が、実は個々の動物の育ってくる環境の違いで創られてきたたんなる本能の中身の違いでしかないものを、人間の個性になぞらえて、動物の個性と錯覚しているだけなのです。

そもそも個性とは、その人の、たとえば読者のみなさんのそれぞれの、そして質問者であるBさんの赤ちゃんのころからの認識が、その人なりの目的を集約、集中させて発達する流れのなかで、その人なりの目的像が不変的レベルにまで質的変化を遂げたモノをいいます。

読者のみなさんにわかりやすく例示すれば、みなさんの勉強だろうが、運動だろうが、趣味だろうが、食べ物だろうが、すべての「好き嫌い」がそうなのです。ここを生まれつきと説く人たちは、たいていは頭がよくない！　のです（ゴメンナサイ）。

そういった目的的認識が個性として花開いているのが、読者のみなさんの一人一人なのですから、当然にみなさん一人一人はそれぞれの個性をもって生活しているはずです。

このそれぞれの個性がコミュニケーションを交わすワケですので、当然にはお互いはわかりあえません。

今でもそうなのですから、昔々も大昔であった何十万年以前の人間（人類）は、コミュニケーションなるものをどうしていたと思われますか。

動物だったころの人類（といっても当然に猿類ですが）は、まだほとんど認識が目的をもつこともなく、本能的認識で活動できていました。ところが偶然的な出来事（地球上の大変転）で猿類は目的的な認識を誕生させ、これまた偶然にその認識が目的をもったぶん、それを育むことになったのでした。

本能的認識のころの猿類は幸せでした。なぜかといいますと、認識は本能によって統括され、本能によって成長させられるのですから、いわゆる「オチコボレ」や「登校拒否児」的猿の誕生はない！に等しかったからです。

でも地球上の変転につれて猿類の本能的認識は目的性を一つ、また一つと発育させることになり、やがて大きく目的的認識が主体を占めるようになって、人類のアケボノの時代がやってきます。このアケボノの実存形態が労働の誕生をうながすことになりました。

労働の誕生は、それが複雑化するにつれて重層的な労働へと発展していくと、それがやがて文化といえるほどの労働を生んで、それを育む必要に迫られ、世代レベルでの文化が遺産というレベルにまで達しますと、それを次世代に伝えなければならなくなって、ここに教育の必然化がおこり、それゆえここでそれを教えこむために言語の誕生の原基形態をみることになります。

いわゆる「コトバ」が発明されてくるのです。身振り・手振りでは伝えきれないほどの文化のレベルとなり、つまり文化がレベルアップし、深化し、連続性を帯びさせる必要性にこれまた迫られるという実態が誕生してくるのです。

端的に考えてみてください。今日只今の出来事でしたら身振り・手振りでなんとか伝えられるでしょう。でも、昨日のこととか昨年のこととかになれば、身振り・手振りでどう伝えられますか。

ましてや、直接なにかを知った人類が、そのなにかを知らない他の人類にどう「身振り」「手振り」で伝えられますか。たとえば、気候の変化が作物にどう影響するのかとか、狩りでライオンをどう捕えるのかの、その人なりに工夫した技などなどです。

ここで、ウッカリさん的な方たちに一つだけ念を押しておきたいと思います。それは、この頃この時代の人類の身振り・手振りを手話レベルと錯覚されないことです。

手話は誕生させられた言語の応用・適用であって、言語そのものとして誕生したのではない！　のですから。

結論的にいいますと、言葉すなわち言語は、人類の労働の誕生を原点として誕生したのだ、ということです。すなわち、人類の文化の重層化を次世代に教育するため、あるいは、遺産として残す（伝える）ほどの文化の積み重ねを人類の労働が果たしたことが、言葉・言語の誕生をうながしたのだということです。

以上が、「言葉というものは、人間と人間との精神的な交通を行なうタメのものである」の簡単かつ端的な説明です。ですが、この言葉の誕生は簡単なことではありませんでした。なぜでしょう？ということで、二つ目の「認識の成立から表現（言葉）にいたる過程の解明が大事である」に論点は移っていきます。

第三編
学問的に説く「認識と言語の理論」

第一章　人間の認識の生生・生成発展を説く

第一節　認識から言語への過程の解明が大事である

前章では「コミュニケーション」についてわかるためには、言葉とはなにか、言語とはなにかがわからなくてはならない。そしてそのためには、「言葉＝言語というものは、人間と人間との精神的な交通を行なうタメのものである」ということと、「認識の成立から表現（言葉＝言語）にいたる過程の解明が大事である」ということとの二つがわからなければならない、として、前者を説いたところまででした。

ここからは、そのつづきの二つ目「認識の成立から表現（言葉＝言語）にいたる過程」の話です。

読者のみなさん。みなさんは認識とはそもそもなんだと思われますか。認識の実態を知っていますか。

端的に説きましょう。認識はその原基形態とそれが発展した形態との重層構造で構成されていますが、そのドレをとってみてもすべて像なのです。つまり、実体としての認識はありません。いかなる認識も脳に反映したモノか、脳が創りだしたモノか、脳を使って認識が創ったモノかのいずれか、なのです。

ここで読者のみなさんを困惑ないし混乱させる言葉がいくつか登場していますね。たとえば、原基形態とか、実体ではないとか、反映したとか、脳が創るとか、脳を使う認識とか、といった言葉です。ここは、ぜひともしっかりと読者のみなさんに説いてあげなければならない！　ことばかりです。ですが、大変に学問的で難しいコトばかりですので、このあと、ゆっくりと、かつ、楽しく説いてみたいと思います。

そして、これは第一編第一章で紹介した質問〔3〕の大切なところと重なりますので、その質問と合わせて、説いていくことにします。

重なるところを端的にいいますと、『育児の認識学――こどものアタマとココロのはたらきをみつめて』(前出) の学びかたについて不明なことがあるので、そこをわかるように説いてもらえたら、ということです。

その不明なこととは、『育児の認識学』を読んだときは、わかっていったつもりなのに、それを自分の言葉にまとめようとしても、どうしても自分の言葉にはならない、自分の言葉では書き表わせない、ということです。

質問〔3〕をもう一度読んでみましょう。

〔3〕こどもが育つ過程において、とくに三歳までは母親によって育てられることが大切であると多くの人がいっており、私自身も母子関係の重要性を漠然とながらも感じています。そこで、母子関係、母子の愛着行動について知りたいと思い、文献をいくつか読んでみました。

そのなかで『育児の認識学――こどものアタマとココロのはたらきをみつめて』（海保静子著、現代社）という著書に出会い、学んでみました。そしてそこに説かれてあることを理解すると、それまで読んでもよくわからなかった多くの研究的事実があたりまえのことのようによくわかるようになりました。

しかし、『育児の認識学』を読むとよくわかったような気がするのですが、それを自分の言葉でまとめようとするととても難しく、わかっているのかどうかよくわからなくなってしまいました。

他の研究論文とはなにか違うものが展開されているような、他の研究的事実がすべて『育児の認識学』に説かれてあることで説ききることができるような思いが強くしており、ぜひともわかりたい、自分のものにしたいと思うのですが、どのような学びをしたらよいのでしょうか。


まずは、前章で説き残した質問〔2〕の後半の「認識の成立から表現（言葉＝言語）にいたる過程の解明」からです。

言葉といい、言語といい、これらは同じモノ、同じ意味で使われます。

簡単には、言葉は「人が自分の考えや気持ちをつたえる手だてとしての、音声や文字」（『例解新国語辞典』前出）です。

言語も意味は同じですが、言葉という文字が主に日常的用語であるのにたいし、言語という文字は主に学問的用語として使われるといった程度の違いがあります。では、その言葉ないし言語と認識とはどういう関係にあるのでしょうか。

第二節　人間の認識と動物の認識との違い

この問いに答えるためには、第一編第三章で説いた認識についてのおさらいをしなければなりません。

認識とは端的には、みなさんの頭のなかで描いた像であり描かれた像です。わかりやすくいえば、みなさんが心のなかで思ったこと、思うこと、思いだすことですし、考えたこと、考えること、考えだすことでもあります。と説かれても、みなさんの頭のなかの像はグルグル回るだけで少しも鮮明な像にはなりませんね。

少しばかり回り道をする必要がありそうです。まず、動物との対比からです。

動物の頭のなかにも認識すなわち像は存在します。でもこの認識＝像は、私たち人間の認識＝像と大きく異なるところがあります。それはなにかといいますと、動物の認識＝像は本能の創りだすモノであって、その本能が創りだす認識＝像以外のモノは、まったく創りだせません。

わかりやすくいいますと、猫は猫としての本能の命じるママの認識＝像だけを生生かつ生成発展させるのみであり、羊や馬の認識＝像を創りだすことはできないのです。ですから猫は、どんなに頑張っても（？）猫にしか育ちませんし、猫にしかなれないし、猫としての運動しかできないのです。

これにたいして、私たち人間は大きく違っています。私たち人間の認識＝像は、生まれた瞬間こそ本能そのものに、その認識＝像は大きく左右されていますが、それでも見事な（？）違いをみせはじめていきます。

その違いはまず、産声からすでに始まっているのです。ここに関しての詳細は『育児の認識学』（前出）を参照してください。加えて、看護学科のみなさんはぜひ猫と人間の赤ちゃんの違いを実際に経験してほしいと思います。

そしてそのうえで、生まれてすぐに自分の力でお母さんのオッパイをしっかり吸うことができる猫の赤ちゃんと、なんにもできないでただ泣いて泣いてばかりの人間の赤ちゃんとの違いはなんなんだろう……と考えてみてください。この違いにしっかりと着目できてこその育児があり、看護があるのだと、わかってほしいのです。

私たち人間は動物としての本能をしだいに失うことによって猿から進化し、人間として育ちはじめました。本能をなくしていくということは、生きることに関して動物レベルで本能の命じるままに単に生きていくことができなくなっていく、ということでもあります。

猫は生まれて以来ずっとノラ猫としてもしっかりと生きていけますが、私たち人間は生まれたままの野生では、つまり、ノラ人間としては生きてはいけないのです。

私たち人間は生活できてこその人間なのであり、生活とは生きることを活かすことにほかなりません。しかし、私たち人間は自分で自分を生きることも活かすこともできないのです。私たち人間は、本能が大きく失われていったぶん、人間として生きることも、私たち自身を人間として活かすことも、一人ではけっしてできません。

私たち人間は、必ず社会的にのみ自分を生かし、活かすことが可能なのです。赤ちゃんは生きることのすべてを、お母さんをはじめとする社会のなかで活かされているのです。それだけに私たち人間は、社会のなかでしっかりと生きていけるために社会から学び、しっかり自分を活かすために、社会のなかで生きていく努力を初めから終わりまでつづけることが必要なのです。そうした努力を払ってこそ、その社会のなかで個性的に生活できる力がついてくるのです。

もちろん、この生活のなかで、衣・食・住を整えなければならないのは当然なのですが、それと一緒にしっかりと学んでいくことが大切なのは、社会的に生きる力を身につけることです。

社会的に生きる力を身につけるために一番大切なことは、社会の法とか道徳とか習慣とかのシキタリに従う能力と、社会的に存在できるための認識（学力をはじめとしての能力、実力）を養うことと、その認識を社会的に表に現わせる力、すなわち、言葉の実力を培うことです。

第三節　人間の認識は社会的に創られる

ここでは、認識の成立と表現の過程がメインテーマですから、まず、認識の成立について簡単におさらいをしてみましょう。

先ほど述べたように、動物の認識はほとんど本能によって生生・生成発展させられていきます。ですから、当の動物の個性発揮の場面は、まずありません。ところが私たち人間は、認識は認識によって生生・生成発展させられるものですから、本能が関与する場面ですら、認識によってその本能が制御されていくのです。

具体的に思いだしてみてください。起床時間をはじめとして、顔の洗いかた、手のふきかた、歩きかた、トイレの使いかた、食事のしかた、フトンの敷きかた、シーツののべかた、どれ一つとってみても、すべてその国家の、その社会の、そしてその地方に伝わる作法（認識）によって、私たち人間は育てられかつ育ってきているのですから。私はそんな伝統じみた作法には絶対とらわれていない！と直感的に反論する読者のみなさんも多くいると思います。

でも、それらの私である方たちにしっかりといっておきます。それすらも、そのあなたの個性的と称する性格すらも、本能的では絶対にない社会的な認識によって育てられ、育ったのだということを。一昔前、ある小論に説いたことがあります。

「それでもあなたは自分独自の個性を主張するのでしたら、社会的に創られた認識ではない！と思うのでしたら、社会的ではない『なにか』をだしてみなさい。まずなにもだせないはずです。私たち人間は、絶対に社会的に育っているだけに、個人で創ったモノなどなにもない！なに一つない！のですから。

たとえば、どうしても私は社会的に育ったのではない！と強調するのでしたら、次の質問があります。あなたは、ではまず動物のようにハダカで平気で外を歩けますか、歩けないでしょう。ネマキのままで買い物などに外出できますか、それもできないでしょう。それより社会的に育ったのではないあなたでしたら、そもそも家にきちんと住めないでしょう。包丁ももてないでしょう。それ以前のこととして、言葉がわからないでしょう。したがって会話ができないでしょう。電話機も扱えないでしょう。テレビのスイッチがわからないでしょう。Eメールだって送れないでしょう。にもかかわらず、なぜあなたはこれらをきちんとできるのでしょう。答は簡単です。これらはすべてあなたの認識が社会的に育てられて、かつ社会的に育ってきているからこそ、しっかりとした作法（認識）が身についているからこそ、通常の誰がみても違和感のない生活ができるのです。こういった生活の原点をしっかりと創ってくれるのが、私たち人間の認識なのです。

私たち人間は、個性的に生活することが可能になるのには条件があるのです。それは社会的にしっかりとした人間となっていることです。家庭のなかでしっかりと育てられ、そして育っていることがなによりの条件なのです。

ここをないがしろにしたばあい、その私は通常の生活が不可能になっているからです。まず、なに一つできないという現実、具体的にはオヤツがほしいとの言葉すら口からでない、つまり言葉を知らないという現実をもつのですから。」

以上の説明で、あなたの個性的であって社会的ではないと思っている認識をも含めて、私たち人間の認識は、すべて、社会的であり、社会性を帯びているのだとわかってもらえるとよいのですが。

これは端的には、私たち人間の認識は、本能が創ったモノではなく、私たち人間の住んでいる社会の社会的認識が社会性をもって、個々バラバラになろうとする私たちの認識の創造を常に社会的にしようと努力しているからなのです。

第四節　人間の認識の生生・生成発展

この認識は、では、どう成立してきているのでしょうか、ということを少し説いておくべきでしょう。

それには、先ほどまでの説明のなかでの「生生・生成発展」という言葉に注意していただく必要があります。なぜかといいますと、私たち人間の認識は本能の創造によらないようになって以来、常に変化・発展、すなわち運動するようになってきているからです。

『育児の認識学』（前出）を読まれた読者のみなさんには常識ですが、私たち人間の認識は、まず外界の反映として脳のなかに描かれます。赤ちゃん誕生時の認識は、この書物のカバーの裏面にかわいく描いてあるので、じっくりと鑑賞してください。

読者のみなさんにこの絵でわかっていただきたいのは、本能レベルで描かれることのない私たち人間の認識は、当初はこのように「なにがなんだかわからないだけでなく、なにがなんだかわからないことすら、わからない」モノとして誕生するのです。

そしてこれが認識の原基形態であって、この原基形態がしだいしだいに鮮明なモノへと成長することになるのです。

ここを簡単に説明しますと、第一編第三章の認識論の基本で説いたように、認識は私たち人間の五つからなっている感覚器官（五感覚器官）をとおして反映した、私たち人間の住んでいる生活環境である外界が、脳のなかに像として結ばれたモノです。これの最初の形、すなわち原基形態が『育児の認識学』の裏カバーの絵でした。

この私たち人間の五感覚器官は毎日毎日というより、時時刻刻というより、それこそ、瞬時の暇もなく、つまり休むことなく（睡眠中といえども！です）全身そのものでもって状況に応じたそれなりの外界を反映させつづけているのです。

そしてそれらは、すべて脳に像（認識）として形成されつづけるのです。ただ、これらの五感覚器官からの反映は、それこそ休むことなく！ですので、それに慣れてしまっている私たち人間は、よほどのことがないかぎり、自覚できていません。これを自覚するのは、慣れ！ていないものが反映したばあいです。たとえば、釘をふんで「痛い！」となったばあいなどです。

このようにほとんど自覚されることのない五感覚器官をとおして反映されつづけている外界が、しだいしだいに明確な像を育んでいき、しっかりとした認識として形成されていくのです。

以上でわかっていただきたいことは、反映が瞬時の休みもなく五感覚器官をとおしてなされるということは、像が本当は同じ外界が次から次へと反映されつづけることによるしっかりとしたモノとなっていく過程と、外界が次から次へと移り変わっていくことによる新たな像の形成との二重三重の合成像へと脳のなかで成長していくことを意味しているのです。

別の言葉でいえば、ある像がそれ自体としてしっかりと成長していくなかで次々と新たな像の誕生がありつづけるので、それもまた成長しつづけることになり、そういった無限の成長と誕生の同一性的発展の流れで、像の原基形態的発展の流れを当初は小さく、やがてはその人のレベルによっては大きくかつ激しくしていったり、変えていったりする時期が何回となくやってくることになるのです。

それはいったいなにか、といいますと、像の明確な形成と像にたいする明確な反映とが融合していくと、しだいにその像とそれら像の外界への二重性の問いかけの端緒が始まるからです。つまり、それまで単純な一般的な像であり、単純な外界であったものが、しだいにその像のもち主の性質をしだいに浸透させていくことになって、それがとてつもなく明確な目的をもった問いかけへと量質転化することになる時期が始まるからです。

その結果、認識はその人らしく、性格化し、やがては個性として他の人とはっきり区別できるほどのレベルに成長していく、ということです。

ここの論理をしっかりとみてとって、私は学問的レベルで「認識の生生・生成発展」と概念づけているのです。次章では、脳へと反映した外界がどのような像の形成へと発展してくるのか、を簡単にふまえた後に、それがどう言葉＝言語と関わってくるのか、また、関わらなければならないのか、を説くことになります。これを説くことによって「読んだときにはわかっていたはず」のモノが、「書こうとすると上手に書けない」のはいったいなぜなのか、をしっかりとわかっていただく予定です。

そしてこのことが、人間の文化生活を高めるのにどれほど大事なのかを知ってもらい、結果として現代社会に「哲学」という言葉がなぜ氾濫《ハンラン》するのか、本当の哲学という言葉＝言語の意味はなんなのかについて、中学生レベルでやさしく説くつもりです。

第二章　認識から言語への過程を説いてみよう

第一節　無限の認識を一つの言語に集約する

読者のみなさん、ここからは、これまでの「コミュニケーションとはなにか」で説き残した部分と、「わかったはずのことがなぜ言葉にならないのか」の説き残した部分を合わせて説くことになります。

その内容を要約すれば、「コミュニケーションについてわかるためには、まず言語とはなにかがわからなくてはならない、そして、そのためには、『言葉というものは、人間と人間との精神的な交通を行なうタメのものである』ということと、『認識の成立から表現(言葉)にいたる過程的構造の解明が大事である』ということがわからなければならない」ということでした。

ここについては、私の先生であった三浦つとむさんの著書の大事な部分を引用して、この引用文のすべてがしっかりとわかってこそ、質問〔2〕、〔3〕にたいしての、解答になるとして説いたところまででした。

さて、もう一度簡単な復習をしておきましょう。

「言葉というものは、人間と人間との精神的な交通を行なうタメのものである」ということは、単に言葉を使うということを意味するものではありません。それは心の交流のためなのですから、心が言葉にならなければならないのです。よりはっきりいえば、心のなかで思っていることが自分の心の表現になるような、言葉でなければなりません。ところが読者のみなさんもご承知のように、自分の心のなかというものをのぞいてみると、その心のなかにはそれこそ無限というレベルでのいろいろなものが渦巻いています。

たとえば、ここで人間と人間との精神的な交通の一例をあげてみましょう。レストランで食事をとるとします。たとえばウエイトレスが「なになさいますか」と聞いたときには、自分が一番食べたいものが、なんのためらいもなくすらすらと口にだせる人であっても、これが同じレストランでも、お見合いの席であると仮定して、そのお見合いの相手が「なになさいます」と聞いたばあいに、それこそいろいろな思いが渦巻いてくるはずです。

たとえばカレーライスを食べたいと思ったにしても、自分がカレーライスを食べたいといったばあいに、相手がどう思うのかなとか、カレーライスをお見合いの席で食べるのはどうなんだろうとか、相手がカレーライス嫌いだったらどうしようとか、単純には以上のような思いが渦巻いてくるはずです。

そういったことを考えつづけていたら、当然に相手の心のなかは、これまた、モロモロの思いが渦巻くことになっていきます。具体的には、なぜこの人は返事をしないんだろうとか、この人が黙っているのは、私と一緒に食事をするのが嫌《イヤ》なのかなとか、レストランだったからまずかったのかなとか、そもそもお見合いが嫌だったのかなとかの思いがだんだん膨らんでいくはずです。

このような無限の心の渦巻きのなかから、その場の雰囲気を壊さないような言葉を選ぶ必要があるわけですから、簡単にいえば、無限の自分の思いの渦巻きを、単純に一つに集約して、なんらかの言葉としてただちに表わさなければなりません。

ですが、これも社会的な訓練がなければ、そのときそのときの相手に合わせられるような心の集約は簡単にはできません。当然にお互いちぐはぐな言葉の羅列のしあいとなってしまいかねません。ですから言葉というものは、人間と人間との精神的な交通を行なうという中身は、並べた言葉ほどに単純ではないのです。

それこそ、前章で説きましたように、その人の心の大本である、外界の反映は、「おぎゃあ」と生まれた瞬間からその人の五感覚器官をとおして、瞬時の休みもなくつづけられるわけですから、それをただ一方通行的に、自分が自分自身のなかで反映させつづけ、かつ成長させつづけただけでは、自分勝手な心のなかの渦巻き、自分勝手な心のなかでの思い、その結果、自分勝手な発言すなわち言葉となって社会関係におかれてしまうのです。

第二節　言語は社会関係のなかで教育される

それだけに人間は生まれた瞬間から、外界の反映を社会関係的な反映として行なわなければなりませんが、これは当然にまずはお母さんの仕事なのです。これが母親の務めであり、仕事であり、こどもにたいする大いなる教育であるのです。

ここの場面を少し変えてみましょう。

たとえば第二編第二章第二節で説きましたように、ある病んだ人が入院したとしましょう。そのときに、もし看護師であるあなたが病院のそれぞれの病室のルールをきちんとわかっていて、きちんとそれを入院患者に説明したばあいは問題ありません。しかし、あなたが個性主義者、自由放任主義者で、患者といえども人間なんだから、人格があるんだから、相手の自由を最大限に尊重しましょうとして、病院でのルールをなんら患者に説明しなかったとすれば、その患者はそこがあたかも自分の家であるかのような心のままに、心に浮かぶ思いで生活を始めることでしょう。そうなったばあい、その病院のなかでどんな困難が生じるかは、説明しなくてもおわかりですね。

しかも、こういった病人が赤ちゃんのときから勝手気ままに育てられているとしたならば、看護師であるあなたがいくら口を酸っぱく説明しても、その病人の「わがまま」は少しも直らないでしょう。なぜなら、その病人にとっては、そのように育てられてきているので、それはけっしてその病人にとって、「わがまま」なのではないからです。なぜなら、「わがまま」というのは社会関係のなかで初めて「わがまま」とされるだけですから。

自分一人の生活のなかではそれらはすべて個性の発揮であり、自分の心のありかたなのですから。つまり他人に迷惑がかかって初めて社会的に「わがまま」となるわけですから。

以上でわかっていただかなければならないことは、言葉というものは、一人の生活のなかではなんら必要ではありません。社会関係のなかでのみ、言葉というものは有効性を発揮するのです。

それだけに、人間は生まれたときから、その時々の、赤ちゃんならお母さんとの社会関係のなかで、幼児ならば同年代の幼児との社会関係のなかで（このばあいはとくに保育園）、小学生ならば、学校のなかと隣近所の友達関係のなかといった社会関係のなかで言葉を覚えさせ、社会関係のなかで言葉を使わせ、その言葉を使うことによって社会的なルールを心と体の双方で覚えさせる作業を、つまり教育をしっかりとする＝学習させる必要があるのです。

以上の説明が、「言葉というものは、人間と人間との精神的な交通を行なうタメのものである」ということの、人間生活での底辺レベルでの中身です。

ここでわざわざ底辺レベルといった意味は、社会関係は体系的になっており、けっしてクラスレスとかボーダーレスとかいった現実は存在しないから！　です。将来看護関係者となる読者のみなさんも考えてみてください。

同じ病院でもＶＩＰの病人と、大部屋の病人とでは、看護師の接しかたが大きく違うのは想像できるでしょう。同じ看護師関係でもこれとて同等でなく、総師長と平の看護師では、その地位上の関係からお互い相手への接しかたが異なって当然でしょう。このばあい、クラスレスの言葉を用いたら、その病院での社会関係はなりたつでしょうか、ということでもあるのです。

人間はみな、人権以外は平等ではないのです。とくに精神生活では同じとはいきません。学問を修めた人と、そうでない人が同じ言葉を使っても、同じではありません。これは、宗教の「悟り」と武道の「悟り」が違う次元の魂の問題であり、あるいはヘーゲルやカントの用いる「哲学」と、政治家や経営者といった人たちの使う「哲学」とは同じ「哲学」という文字でも、前者は学問の「哲学」であり、後者は自分の政治思想や経営論レベルの人生観の表現でしかないのと同じレベルのことです。

それだけに、看護を職業にと志す人たちは、病む人にいかなる職業のレベルの高低があっても、いかなる知的レベルの病人がいても、それ相当に対応できる、つまり言葉を社会関係に置くことができる実力を養成すべき！　なのです。

これは、風土に溶けこんだ民宿のおかみさんのお客さんへの対応と、一流のシティホテルのホテルマンのお客さんへの対応とが、同じレベルであってよいわけがないのと同様のことですから。

第三節　「わかる」ことと「言葉にする」ことは別である

さて、これまでは、看護学生の質問の〔2〕と〔3〕に答えるとして、「言葉というものは、人間と人間との精神的な交通を行なうタメのものである」という中身を説いた流れを受けて、ここからは認識論のなかでもとても大切な柱といってよい、「わかったはずのことが、なぜ言葉にならないのか」について説いていきます。

質問者である看護学生のCさんは、『育児の認識学』（前出）を読んで、「よくわかった」と思ったものの、その中身を自分の言葉で表現しようとすると「わかっているのかどうかよくわからなくなった」のは、なぜなのかを問うています。読者のみなさんも、このような経験は何度かあるはずです。これはどうしてでしょう。

端的には、これは「わかる」ことと、それを「言葉にする」ことは、別の問題だからです。ここが、三浦つとむさんの言葉として引用した、「認識の成立から表現にいたる過程的構造の解明に努力せよ」の中身でもあるのです。

ここを説くことから、本節の講義は始まります。

このように述べると、読者のみなさんのなかには、次のような質問がある方がいるはずです。

それは、「看護学生のCさんの『よくわかった』と思ったものの、その中身を自分の言葉で表現しようとすると、『わかっているのかどうかよくわからない』が、『わかる』ことと、それを『言葉にする』ことの違いだということは『わかる』気がする。

でも、それがどうして、『認識の成立から表現にいたる過程的構造の解明』などという、難しい話になるのだろう」というものです。

たしかに、難しい話です。少し説明しましょう。

ではまず、「わかる」とはどういうことでしょう。看護学生Cさんへの端的な答としては、自分の頭のなかの思いと、相手の頭のなかの思いが一致したばあい、これが「わかる」＝「わかった」という言葉の中身です。こう答えただけでは、Cさんからまた次の質問がでるでしょう。「その頭のなかの思いとはなんですか」と。

こうなっていったのでは、キリがありません。そこで、先ほどの難しい言葉の登場となるのです。

自分のであれ、他人のであれ、頭のなかの思いは、すべて「認識」と学問的には呼ぶのです。

では、認識とは思いなのですか、と問われるでしょうが、そうではない、とまずは答えることになります。では、認識とはいったいなんなのですかとの問いに、次はなると思います。ここでようやく、認識は脳が対象を反映して創りだす像のことをいいます、と正解がでてくることになるのです。

このように、簡単に答えましたが、ここはとても大切なところですので、少し説明しておきましょう。

認識は像のことをいいますが、これには大きく分けて二つあります。映しだされたモノ（認識）と創りだしたモノ（認識）です。映しだされたモノとは、自分の対象とした外界が自分の感覚器官をとおして反映したばあいの像をいいます。創りだしたモノとは外界を映しだした像、映しだされた像を原基形態（あとで説きます）として、それを基に自分が頭のなかに描いたモノ（自分独自の像）です。

私たち人間は、外界から形をもらって、その形を基にして、少しずつ、そしてしだいに大きく、その形を自分のモノとしての形に、必ず変化発展させているのです。ここをみてとって、個性的と世間はいうことになるのです。

たとえば、ある場面を反映させて（それが友人が街角に立っていたとして）、これが原形です。ところがあなたが疑い深い性格（個性）だったとすると、そこから妄想がふくらんでいきます。たとえば、「あれはもしかしたら私に内緒で私の恋人に逢うのかもしれない……」などと……。こうして友情にひびが入り、惨劇がおきかねないことにもなるのです。これは私のこの〃夢〃講義を、ずっと学んでこられた読者のみなさんならば、もうとっくに常識のはずでした。先へ進みましょう。

認識は、脳が対象を反映したり、あるいはそれを基にして創りだしたりする像だとして、「ではその像と思いとはどんな関わりがあるのでしょう」となると、また話はとても難しくなりますが、簡単には以下のようになります。

認識は、対象が反映して脳に映しだされたモノとまず思ってください。このばあい、何回も何回も同じ対象を反映しつづけると、いつのまにか、映しだされつづけたモノが、しだいに鮮明になっていきます。こうやって鮮明になったモノは、自分がとくに意識しなくても、あるいは意識すればするほどに、脳が勝手に像を浮かべてしまうことになります。

これなども、「思い」の一種です。たとえば、「一目ボレ」とか、たとえば自分の盗みがバレタのではないかなどの「不安」とか、です。こうなってしまった認識は、思いたくなくても思ってしまっている、ということになります。

第四節　認識＝像の成立過程

さて、問題は看護学生であるCさんの「わかった」という思いが、どうして言葉にならないのか、ということです。これには、いろいろ考えられますが、このCさんの立場である看護学生という身になって考えてみましょう。

質問の〔3〕を読み返してみると、Cさんは母子関係の重要性を感じて、『育児の認識学』を読んだのでしたね。それも熱心に！　です。こう説きますと、「質問〔3〕には『熱心に』とはどこにも書いてない」という反論があるかもしれません。

でもCさんは「熱心に読んだのだ」とわかるのです。「どうして、そういえるのですか」と問いたいでしょう。答えましょう。質問〔3〕にはこの「論文に出会い、学んで……説かれてあることを理解すると、……よくわかるようになりました」とあるでしょう。この文章から、Cさんが熱心に！　読んだのだと「わかる」はずです。

さて、熱心に読みつづけたおかげで、自分のわかりたかった母子関係の重要性が、「わかった」Cさんは、まずはホッとし、そして嬉しかったはずです。

ところが、その喜びの先に思わぬ難問が待ちうけていたのでしたね。もちろんその難問とは、「わかったことを自分の言葉にできない」という恐怖でした。

Cさんはびっくりしたはずです。「なんで!?　どうして!?　なんで私は言葉にできないの？　この論文をよく読んで、すっかり納得できたじゃない。よくわかったじゃない。」こう思ったCさんは、またこの論文を読み返してみたはずです。「やっぱりわかっているじゃない、私は。しっかり理解できるじゃない。なのになんで!?　どうして自分の言葉としてまとまらないの？」。

この「わかった」はずの自分の頭のなかのいわば出来事を、どうしても「言葉」にできない、という具体的な一連の流れを学問的ないしは理論的にいいますと、「認識の成立から表現にいたる過程的構造」となるのです。そしてここを学問的・理論的に「解明に努力せよ」と三浦つとむさんがいうのです。

これでようやく、冒頭にある読者のみなさんへの答がでてきたわけです。そこで次は、Cさんの実例を説く形で、この難しい文章の具体的な説明となっていきます。

何回となく説きますように、私たち人間の認識は外界からの反映として脳のなかに映しだされたモノです。この映しだされたモノのことを認識＝像と哲学（唯物論哲学）的にはいいます。

ですから、ここをキッチリと学問的・理論的にいいますと、「認識の原基形態は、対象である外界が感覚器官をとおして脳に反映した像である」となるのです。

ここで原基形態という大変難しい言葉が使われていますが、このシンプルな意味は、認識が最初に誕生するときの像の形態《カタチ》のことです。「なぜたんなる形態《カタチ》ではなくて、原基《オオモトの》形態《カタチ》なのか」という質問がありそうですが、これは次のことです。

認識というモノは、海保静子さんの『育児の認識学』（前出）にキチンと説いてあるように、人間の頭のなかに初めから「ある!!」のではなく、赤ちゃんとして誕生した瞬間から、しだいしだいに像として形づくられてくるのです。そして、その形づくられかたは、あくまでも感覚器官のすべてのそれぞれが一体的にはたらくことによって、一つ一つの像に収斂《シュウレン》するものとして誕生していくのです。

ですから、この一つ一つの像として形成される、つまり、カタチとして像に収斂してくるモノを原基形態《オオモトのカタチ》というのです。

もちろんこれらは、原基形態ですので、赤ちゃんの認識は、感覚器官への外部からの反映が増えつづけていくのと、自身の脳の発育という内部の二大要因で、当然に修正されていきますし、加筆（もののたとえ！ です）もされますし、結果的には合成された像として完成（これもタトエ！ です）していくのです。

こうやって、ある程度、定まってきた像は少しずつ、頭のなかで鮮明さを帯びてきますので、「記憶する！」ことができるようになります。つまり、このレベルで記憶されていくことになるのです。別の角度から説けば、これが、このレベルが「覚えている」となるのです。

はっきりいって、赤ちゃんがほかの誰よりも、ほかのなによりもお母さんをもっとも早く識別できるのは、以上の理由から！ なのです。もっといえば、自分の感覚器官を一番お母さんに一体化して反映させつづけながら発育させせたから！ です。当然に、お母さんよりも保育士さんが数多く反映してくるようになれば、お母さんではなく、その保育士さんが実のお母さんよりも！　ということになりかねないのです。

世のお母さんがたが、育児の手抜きをするほどに、赤ちゃんはほかの誰かに、それがなければほかのなにかに、自分の感覚器官を発達させながら総動員させて、一体となってそのモノに原基形態を形成かつ発展・修正・加工・合成させていく努力をする！　ということになるのです。

『野生児の記録（Ⅰ）狼に育てられた子』（前出）のアマラとカマラはこのすぐれた典型ですし、世にいわゆる自閉症児の原基形態がここにあるのだ！　と、はたして誰がわかっているのでしょうか……。

第五節　認識＝像はすべて個性的に生生・生成する

認識の成立のあらましが終わったので、次は表現の問題へ移ります。

表現と言葉で書くと、問題はたいしてなさそうに思えますね。「要は表現すればよいのだろう」ということになりかねません。でも、そう簡単にはいかないのです。

「そもそも認識とはなにか」といいますと、唯物論哲学の立場からは、これは像そのもの！　でした。それもまずは、感覚器官のすべてを動員しての一体化によって形成される像でした。

ここで読者のみなさんにしっかりと記憶しておいてほしいことがあります。それは、頭のなかにあるのは「像」であって、「言葉ではない、言語ではない！」ということを、です。はっきりいって、頭すなわち脳が映しだすのも創りだすのも言葉ではなく像なのだ！ということです。

ここまで述べると、もしかすると錯覚をする読者のみなさんがあるかもしれません。それは「認識が像であり、その像は対象が反映したモノであるのなら、ほとんどの人たちの頭のなかには同じ像が形成されてしまうのか、みんな似たような像＝認識をもっているのか」ということです。

これに答えるのは簡単です。「いいえ、そうではありません。すべての人たちの頭のなかの像はけっして同じではありません。絶対に同じにはなりません。これはまったく同じモノを、同時に同じように反映させても（みてとらせても）絶対に同じ反映、同じ像とはならないのです。もちろんこれは、双生児にもあてはまります。一卵性といえども同じにはならないのです」。

なぜか？ の答は、これは簡単に説いたとしても、以下のようになります。ガマンして読んでください。

すべて認識は、その人の、その人だけの感覚器官をとおしてのみ対象を反映させます。これ以外の反映はありえません。そしてその人の感覚器官はすべてその人だけのモノです。他人の感覚器官を借りることは不可能です。

そしてそればかりでなく、感覚器官は五種類あります。つまり五感覚器官なのです。この五つある感覚器官は、別々に使っても、一体として使っても絶対に平等に使うことはできません。どんなに全神経を用いて熱中しても、感覚器官のそれぞれに異なった反映があるのです。

たとえば、両眼を平等に使おうとしても必ず別々の反映をしますし、両耳を同じように使おうとしても別々の力としてはたらきますし、といった具合ですので、AさんとBさんが、五つの感覚器官を同じように使う（反映させる）ことはとうてい無理なのです。

これがすべての感覚器官の現実です。

もう一度いいますが、一人の人間の感覚器官にかぎってもそうなのですから、まして、他人であるあなたと私とでは当然に同じ感覚、同じ反映はありえないのです。同じ感覚器官の同じ感覚、同じ反映、といったことがない以上、同じ像は誕生しようがない！ のが人間なのだ、とわかることが大切です。

ここにこそ、しつけの必要性、教育の必要性、同じ遊びを共有することの必要性があるのですが、これは別の機会といたします。

第六節　個性像を共通像にするために言語は必要である

ここまで説いてきたことを、端的に述べれば、認識はその人その人の感覚器官の個別性に支えられて、その人その人の固有の認識として発生し、かつ成長してくる、ということです。前述しましたように、この成長した結果をみて、その人の個性というのです。

ここで、大きく困ったことがでてきます。それはいったい、なんだと思いますか。

簡単に説きますと、頭のなかに生生・生成してくる像は、すべてその人なりの個性的な像として存在しているだけに、その人、その人によって、多かれ少なかれ異なっているわけです。だからといって、それを異なったままにしておくわけにはいきません。

そこで当然にそれを共通の像にしていく作業（教育・学習）が必要となります。

ここに言語の必然性の一つがあるのです。しかもこの作業（教育・学習）は頭のなかから始めるわけにはいきません。なぜなら、頭のなかの像を外へだすことは不可能だからです。そこで、外から頭のなかへ、なるべく共通の像を送りこむことによってのみ、この作業（教育・学習）をしっかりと果たすことが可能になるわけです。

このばあい、ここをしっかりと行なうためには、それなりの条件があります。それは、認識＝像の原基形態は対象の反映によって形成されていきますから、この認識＝像の形成がうまくいくための条件です。

一つは、外界を反映させる作業（教育・学習）を可能なかぎり、実物の外界を反映させることです。たとえば、船を反映させようと試みるときに、なるべく模型やビデオなどではなく、実際の船をしっかりとみせることです。

二つは、ここを行なうときにきちんとした言語とともに、つまり文字と発音をしっかりと覚えさせながら船を反映させて、認識＝像を形成させることです。

三つは、なるべく集団的・小社会的に（つまり、個人的にではなく）行なうことです。

ここまで説きますと、次のような思いをもつ読者のみなさんが多くいるはずです。「核家族の欠点の一つにこれがあるのですね。だからよけいに、幼稚園が必要になってきたのですね」「だとすると、これは幼稚園より保育園のほうがより適当といってもよいかもしれませんね」「登園拒否や登校拒否がどれほどにゆがんだ認識を生生・生成発展させてしまうのか、考えてみると、怖いことです」「ましてや個性を伸ばす教育こそ、本当の教育のありかただと唱えている先生たちの欠陥が、少しはわかった気がします……」と。

第七節　「わかる」ために必要な観念的二重化の実力

さて、ここまでで看護学生であるCさんが、なぜ、わかったはずのことが言葉にならなかったのかのヒントは十分に説いたはずですが、読者のみなさんの思いはいかがでしょうか。「えーっ、どうしてこれがヒントなのですか」と不思議に思うみなさんもいることでしょうね。少し説いてみましょうか。

看護学生であるCさんが、『育児の認識学』を読んでわかった気がしたのは本当だといってよいでしょう。では、なにが言葉として表わすのを邪魔しているのでしょうか。

これには、二つの側面があります。

一つは、Cさんの認識＝像の面であり、もう一つはCさんの言葉の面です。

認識＝像の面の問題から説いていきましょう。まずは、Cさんの認識＝像の形成のありかたです。Cさんは看護学科の学生です。ということは、まだ認識＝像が、大人になっていない、大人としての外界の反映がない、つまり学生でしかない！　認識＝像なのです。先に、認識の形成がうまくいくための条件を三つあげましたが、こどもの認識＝像を自分の認識＝像にするためには、こどもと交わってこの三つの条件を実地に実践する必要があります。

やさしくいいますと、自分の「思い」が幼児の「思い」と同じレベルで描かれる＝描けるための三つの条件の実際の学びが、まだＣさんにはなされていない！　ということです。難しくいいますと、Ｃさんは観念的二重化の自分化は仮に可能であったにしても、その他人化的レベルの訓練が大きく不足しているので、いくら他人に二重化しているつもりでも、自分の「思い」を他人（こども）の「思い」として描いてしまうのです。それを他人の「思い」としてしまうだけの実力しかない！　のです。

ここは大変に難しいところです。でも、どうしてもわかっていただかなくてはなりません。なぜかといいますと、読者のみなさんはほとんど看護へ向かう人たちだからです。この他人的二重化が無理な人は医師にはなれても、看護者にはなれません。

ではどうしたら？　という質問があると思います。看護者へ向かう人の必読書といってもよい次の海保さんの論文をお読みください。『育児の認識学』の第十一編第四章第四節「自分の他人化による認識の発展」と第二編第二章第二節「観念的二重化とは何か」です。

ここは、以後のあなたの未来に必ず役にたつはずです。

それはともかくとして、Cさんはではどうして、『育児の認識学』が読めたのでしょうか、そればかりか、わかっていったのでしょうか、という謎が次にくるはずです。

この答にも二つの側面があります。一つは、この論文を自分のレベルに降ろしてわかってしまったか、もう一つは、この論文に自分のレベルを上げてもらってわからされたのを、わかったと思ったことです。蛇足ながら、この双方が作用した（つまり、レベルを降ろしながらレベルを上げてもらった）ばあいも当然に考えられます。

第八節　言語化できる像を描くための実力

次になぜ、自分の言葉にならない、自分の言葉にできないのか、を簡単に説いておきましょう。それはこういうことです。

「認識は像である」、とくり返し説きますように、認識は像そのもの！　であって、言葉ではない！　からです。それだけに、自分の「思い」や「わかり＝理解」も一つのそれぞれの像である以上、これを言葉として表わすには、その像（思いや理解）を言語化しなければならなくなります。

看護学生であるCさんは、学校用語＝学習用語である言葉はしっかりと勉強して記憶化していますし、受験勉強の国語もそれなりに学習してきたので、そんなレベルの言葉は無理なく、自分の言葉として用いることはできるのです。

ところが、このCさんが、恋愛をしたとして、愛の手紙を書くことになったと仮定してみましょう。Cさんは自分の「思い」を当然のように言葉に表わせるでしょうか。

答はダメ！ですよね。書いては破り、書いては破り、だったらまだマシなほうで、まずは最初の一行すら書けないでタメイキをつくのみ！となってしまうはずです。

学校用語や学習用語は、認識＝像が頭のなかに創りだされていなくても、文字を暗記すれば、テストで満点をとることは可能です。このように説きますと、中学・高校で秀才であったはずの看護学科や心理学科の学生であるみなさんは、思わず「？？？？……」となるはずです。そこでここも少し説明しておく必要がありそうですね。

先ほど説いた認識＝像の原基形態を自分の実力にするための三つの条件を思いだしてください。ここの大事な点はまず「必ず対象を実地に反映させて像を描くこと」でしたね。これが自分の認識が感情を育てるタメの必要性です。実際に自分が乗ってみて描いた頭のなかの船の像と、模型で描いた像とテレビでみて描いた像が同じでしたか？

そんなことは絶対にありませんね。ましてラジオで聞いた像はどう描けますか。いいカゲン！　でしょう。

ヘレン・ケラーが像を描くようになるまでの、サリバン先生の努力・奮闘の月日がどれほどのものであったのかを、本気で思いやったことがありますか。ないでしょう。

それほど秀才であるあなたがた学生は、像を描く努力のないままに中学生、高校生に育ってきているのです。証拠をあげましょうか。

一次方程式をグラフではなく、現実の地球上の形態で描いた経験をもっていますか。学校の先生が一人でもその像の実際の対象をみせてくれましたか。これは数学だけでなく、国語でも「思想」の像を描いてみたことがありますか。ない！　でしょう。

こんなことは小学生までは大切になされているのです。でも中学校からは対象のない、反映のない、文字や数字や式や……などで対象を知る学習はほとんどなかったでしょう。

秀才のみなさんは、このように対象を反映することのない（像抜きの）文字や数字やらを覚え抜くことで一流校へと入学してきて、大切な頭のなかの本物の像の形成をいいかげんにしてきたのです。より詳しくわかりたい人は私の『武道講義　第二巻　武道と認識の理論II』（三一書房）などを参照してください。

さて問題は学校の教科書でもなければ、受験の国語でもない、『育児の認識学』です。

これは執筆者である海保静子さんが、自分の対象であるこどもの世界の実際を、自分の頭のなかに感覚器官をとおして反映させた認識＝像を言語化したものです。当然に、この論文の言葉を理解するには、執筆者の頭のなかにある認識＝像がわからなければなりません。

そうでなければ、この論文の言葉を受験国語のレベルで理解ないし解釈することになってしまいます。こうやって理解ないし解釈した認識＝像を自分の言葉で表わそうとしても、なかなか言葉がみつからないことになります。愛を告白する手紙がなかなか書けないのと同様の論理構造となるのです。

以上、簡単ながら、「認識の成立から表現にいたる過程的構造の解明」の一端を説いてみました。これは、第一編で説いた認識を学問的に体系化した認識学の構造である、三本柱をふまえての展開でしたので、大変に難しかったと思います。

特別節　『育児の認識学』の書評と「『十七歳』の心は分からない」（朝日新聞）

本節は、内容にあまり関係のない、特別のことを論じることになります。

といいますのは、以下に説くそれぞれに、私が大きく驚かされた内容をもった小論が別個に発表されてきたからです。一つ目は、朝日新聞社発行の雑誌『論座』七月号（二〇〇〇年六月五日発売）に『育児の認識学』（前出）の書評が載ったことであり、二つ目はその直後の朝日新聞（二〇〇〇年六月十六日）の朝刊に、精神科医の手になる、「『十七歳』の心は分からない」という小論が発表されたことであり、三つ目は、まったく関係ないながらも、これにたいする見事な解答となっている小論が、こともあろうに自動車雑誌『ドライバー』（八重洲出版、七月二十日号、二〇〇〇年六月二十日発売）に掲載されたからです。

まず一つ目から簡単に説いてみたいと思います。

『論座』七月号に載った書評は「『認識とは何か』を原点に構築された保育の理論」というタイトルで論じられているのですが、その論文が見事なまでに「論文」となっているのにびっくりさせられました。といいますのは以下のことです。

「実は、私はかつて三十九歳になったころ、……ある高名な学者に論文の書きかたを教わることにしました」と本書（第一編第四章第一節）に書きましたが、そのとき教わった論文の書きかたの全きそのままの書き出しで驚かされ、そして全体としての論の展開も、その内実も「お見事！」そのものであり、私はうなりっぱなしでした。

筆者は湯浅俊夫さんといい、予備校講師とありましたが、こんな先生に教わっている生徒は幸せだろうな、としみじみ思ったことでした。

とにかく、その論文の言葉の一つ一つに一言の反論とてなく……、あまりにもの完璧な『育児の認識学』の紹介になっていたのです。一瞬、あたかも自分がその筆者であるかのような錯覚すらおこしたものです。

冒頭を少しみてみましょうか。

「他のニュースに混ざって、ときおり幼児虐待が取りあげられる。その数は年々増えてきている。一方では最近、どこにでもいそうな二人の十七歳の青年の動機の見えにくい犯罪が世間を震撼させた。人々は今さらのように、この時代に子どもを育てることの難しさを思い知らされ、戸惑っているかのようだ」として始まるこの小論は、流麗といったレベルでの文章の流れであり、内容の確かさであったことでした。

それに比して、同じ『朝日新聞』の「『十七歳』の心は分からない」との精神科医と称する大平　健氏なる筆者の現実は、どういったらよいのでしょうか。この方は、本当に精神科医なのだろうかと一瞬疑ったほどの内容でした。

この方は職業を変えるべきだと思ったのは、私一人でしょうか。かつて私は次のように説いたことがあります。

「真の哲学を説く！　とは、自らが信じる哲学とやらを説くことでもなければ、自らの信条を語るに哲学的と称することでもない。それらは、評論家に任せておけばよいのだから。自らが哲学を語りたければ、（思想としてのではなく）学としての哲学を何十年もの研鑽で、プラトンやアリストテレス、カントやヘーゲルのように構築すればよい、だけのことである。

（中略）

ところが現実の哲学者ときたら……、本業の哲学の構築（ヘーゲルレベルとはいわない、三級品のデカルトレベルでもよい）はなさずして、副業の思想や資料点検で名をあげながら、哲学者との肩書をしっかりと付すのでは、本物の哲学という学名が泣いているのではないのか。これは誤解してほしくないことだが、彼らの仕事に何らケチをつけているのではない。その仕事が仮に日本古代史の発掘として第一級にある（これはそうである！）のなら、そして、哲学者としての自分の専門の実力が三流ならば、肩書を変えればよいのだ、羊頭狗肉をやるなというだけのことである。」（『武道講義　第四巻　武道と弁証法の理論』三一書房）

なにが「『十七歳』の心は分からない」でどうしてすまされるのだろうか、ということです。「私は精神科医として、人の心など分かったためしがない」とはなんと大胆なというか、馬鹿げた発言なのでしょう。この方は精神科医などおやめになったほうがいいのでは……と、私は他人事ながら悲しく思ったことでした。

私には「十七歳」の「心」がよくわかるのです。あの「バスジャック」した「十七歳」の「心」も、「オバアチャン」を殺してみたくて殺してしまった「十七歳」の「心」も、金属バットで下級生を殴り、母親を殺して自転車で逃亡の旅をつづけた「十七歳」の「心」もしっかりとわかります。

でなければ、この〝夢〟講義など書けるはずもない！　のですから。今回はここを説くのが目的ではありませんでしたので、囁《ササヤ》く程度で終わりにしますが、いつか小論ならぬ大論で説いてみたいモノです。

それにしてもなぜ全国の精神科の先生がたの誰一人として、「十七歳」の「心」を学問的に、あるいはせめてもの理論的に説くことがないのでしょう。こんな簡単なことを説けずして、どうして心を病んでいる患者の治療などできるのでしょう。「十七歳」の問題を専門外などといってほしくありません。

私は「十七歳」の問題には四十年以上にもわたって関わってきた実績があります。いつか本当に説いて、その「十七歳」の「心」の必然性と現実を明らかにしたいものです。

それに関わっての大切な資料ともなるものが、三つ目の小論です。これは、たてうちただしさんという自動車評論家の手になる「IN & OUT」という小論です。ここに「十七歳」の「心」を知る原点があります。この方は本当に名文句を吐いてくれています。「無人島で乗る高級車、一人で乗るミニバン……いずれも寂しさだけが心に残る、そして人々は〝癒し〟を求めるのだ」と。

詳しくはこれもぜひ雑誌の本文を読んでほしいと思います。

私はこの方を大きく見直しました。この方の人生には大きく「十七歳」の「心」が説かれてあります。これも見事な「十七歳」ならば、かの殺人を犯した「十七歳」の「心」も同じ見事さを求めていた結果なのです。

ここを人間の成長、とくに自閉症と思春期と青春期に的をしぼって「心」の生生かつ生成発展をみてとれば、自動車評論家にも大スポーツマンにもなれたかもしれない同じ「十七歳」が、なぜ「人殺し」の「心」になったのかの謎はしっかりと（なるほどと）解けていくことになるのです。

第四編

看護に関わっての「夢とはなにか」

第一章　「夢とはなにか」の導入部分を説く

第一節　夢にうなされる事例

本章では、ようやく本講義のメイン・テーマである夢の問題に入っていきます。まずは、それに関わる、最後の質問〔4〕からです。

〔4〕看護実習に行きました。検査データからはそれほどに疼痛があるとは思えないにもかかわらず疼痛の強い訴えがあり、それは退院したくないためなのではないかとの問題性として扱われている方を受け持ちました。なぜなのだろうと

思い、ケアをとおしてコミュニケーションを図ろう、話をゆっくりお聞きして気持ちを知ることにしようと、その方との関わりの方針をきめました。そして、痛みの訴えがある部分をゆっくりとさすりながらその方の話に耳を傾けました。

そうした関わりをつづけて数日後、患者さんから涙ながらに心の内を打ち明けられました。それは満州で迎えた終戦、肉親、夫の死、命からがらこども四人をつれての引き揚げ、無一文からの日本での生活についてでした。そして自分の疼痛の原因はそのとき傷ついた人々の痛みなのではないかとの訴えでした。今でも毎年供養は欠かさず、そのため痛みが少しはよくなってきたような気がするということでしたが、時々夢にうなされ、「助けて、助けて」と叫び声をあげて目をさますことがあるという訴えでした。

語り終わったあと、「やっと心の重荷がとれた」「楽になった」とそのときは涙にぬれながらも安心された表情でしたので、看護できたと満足していましたが、それでは看護の学びとして不十分なのではと思えてきました。

その方を苦しめている過去の記憶、夢、それがその方の今の心と身体に影響を与えている、症状としてあらわれるものであるということを、看護としての視点からどのようにとらえておくべきなのでしょうか。夢をも看護として整えていくことができるのでしょうか。自分の夢をも整えることはできないのに、患者の夢を整えることはできるのでしょうか。どうしたらよいのでしょうか。

読者のみなさん、しっかりと読んでいただけましたか。大変な問題ですね。

ここでの大きな問題は二つほどあります。一つは、それほど疼痛があるとは検査データからはとても思えないのに、なぜかこの患者はしきりと疼痛を訴えるということ、二つは、またこの患者は夢にうなされてとても辛い、ということでしょう。

一つ目の疼痛の問題は、大きくは看護の問題というよりは、医師の問題だとされるはずです。たしかにそのとおり！　なのですが、それでも看護の問題とされなければならないのは、次のことでしょう。

それは、そんなに痛いはずのモノが、なぜ検査データにでてこないのかであり、でてこないというのは、本当はそれほど疼痛がないということなのかであり、ないならなぜこの患者に疼痛があるのか、という問題でもあります。ここを詳しく扱うのは医師の分野ですので、看護に関わるレベルで少し説いておきましょう。

読者のみなさん、みなさんは次のような話を聞いた覚えはありませんか。それは、足を手術で切断した人が、ないはずの足の痒みを訴えたり、痛がったりするということです。ないモノがなぜそんなに感じるのでしょう。それともこれは、作り話なのでしょうか。

そんなことはありません。当の痒みや痛みを覚える人にとっては大問題なのですから、作り話ですませてよいワケがありません。

でも、なぜないモノがそうなるのでしょうか。この問題は、ここですぐに答をだすワケにはいきません。なぜかといいますと、これは今回の大きな問題の二つ目である、夢にうなされて辛いということとつながっている、というより、ここがわからなければ、一つ目の問題は解けないからです。

ということで、第四編はまず夢の問題がメイン・テーマとなります。題して、ズバリ！「夢とはなにか」です。

第二節　夢は唯物論的認識論からしか解けない

夢の問題は、古くて新しい大問題です。しかも、温故知新（古きを尋ねて新しきを知る）というワケにもいかない大問題です。どういうことかといいますと、この「夢とはなにか」について正解をだせた学者は、人類の歴史上まだいない！からです。それなりの夢の大家とされるかもしれない、フロイトやユングにしても、一知半解の答しかだしていないのが実状です。

では、なぜ「夢とはなにか」について答をだせないのでしょう。どうして正解に誰もが到達できなかったのでしょう。

この質問への解答は、やさしくて、難しいモノです。やさしいという意味は、ワカッてしまえば、それこそ「幽霊の正体見たり枯尾花」なのですが、難しいという意味は、わかるまでにはそれこそ人類百万年の歴史の探究と、哲学の二千年の歴史の研究と、加えるに人間の認識の一般的な発達過程の学習とが必要だからです。なお、念のために付加しておくことがあります。

それは、以上の三点の研鑽は必ず唯物論の立場にたって実践することが要求されます。観念論の立場では絶対に不可能だからです。

この難しい道程をこなす学問のことを認識論（もちろん、唯物論的認識論です）といいます。ここで、学問といいながら、どうして認識学ではなくて、認識論というのですか、との疑問がでてきそうですね。この認識論と認識学の違いについては、第一編でも少し説いておきましたが、ここでも答えておきましょう。

それは、人類史上、まだ誰も、認識を論じることはあっても、認識を学問として体系化できていない！　からです。

ここでまた、認識を学問化するのはそんなに大変なのですか、という質問がありそうですね。「ええ、そんなに大変なのです」と、まず答えておきます。そうすると、「本当にそんなになのですか」と疑う読者のみなさんもありそうですね。そこで、そんなに大変だということを実地にお目にかけることにしましょう。

そのように成立した認識とは、端的には人間の頭脳活動のことであり、簡単にはアタマのはたらきとココロのはたらきのことです。ここまではわかりますね。でも、人間は社会的な存在です。

それだけに認識は人間の個別のモノとして生生かつ生成発展するのではなく、社会関係のなかで社会的に生生かつ生成発展する個別性をもっています。

わかりやすくいえば、人間はどんなに独創的な考えをもとうとしても、必ず社会的な独創性でしかないということです。もっといいますと、誰かの考えを受けつぐのでなければ独創的といえるほどのモノはでてこない、ということです。

それだけに、その人を知りたければその人が育ってきた社会（環境）を知ることが、なにより大事なことです。こういった人間のすべてに共通する認識は、人類の発生によって誕生し、人類の歴史的な発展にしたがって生生・生成発展してきたモノです。

以上端的には、認識論とはこれらの認識の過程かつ現在、そして未来を学問として論じるものですが、別の言葉を用いますと、認識論とは一般的には人間の頭脳活動である認識を、歴史的・具体的に探究して、それらを論理化し、理論として学問的に体系化することによって成立する学問です。

認識学の一般性の構造には三つの柱があります。これは先にも述べましたが、次の三つです。

一つは、人間はどのようにして発展してきて現在の人間になったのかを、認識の歴史的発展からとらえ返して、人類の認識としての発展過程の論理構造を説くこと。

二つは、人間は一般的にどのような認識の発展過程をもっているのか、そして、どのような発展過程をたどらせたらよいのかの論理構造を説くこと。

三つは、人間の認識の一般的発展ではなく、個としての人間の認識の生生かつ生成発展の発展過程の論理構造を説くこと。

以上の三本柱を、しっかりと確立した人だけが認識論を一般的・構造的・具体的に説けることになるのです。

第三節　夢は人間の認識の生生かつ生成発展からしか説（解）けない

ここまできますと、またまた大きな疑問が、読者のみなさんにはでてくるはずです。「夢の問題はどうなったのですか。『夢とはなにか』を説くといいながら、その後の展開に夢がでてきましたか。認識そしてまた認識という言葉ばかりで、夢という文字すらない！ではありませんか」と。

ごもっとも！　です。言葉がたりませんでした。もっと前に、一言つけ加えておくべきでした（ゴメンナサイ）。実は、「夢とはなにか」と大仰に問いかけたときに、次のような一言を述べることが大切でした。

夢というものは、読者のみなさんのすべてが御承知のように、無限の変化を、無秩序に、勝手気ままにやってしまうので、考えれば考えるほどにわからなくなり、結果として不思議・不可解と思ってしまいかねませんが、別に難しく考えなくてよいのです。

なぜかと問うまでもなく、夢というモノは、脳のハタラキの一つである認識そのもの！だからです。

いつも説きますように、認識というモノは人間の頭のなかに初めから「ある」のではなく、赤ちゃんとして誕生したときから生生かつ生成発展してその人なりの認識として脳のなかにしっかりと存在するようになります。この認識は、その人の五感覚器官をとおして脳のなかに映じた像ですから、その人なりの五感覚器官の実力と、その器官を使うその人の実力と、それらを統合する脳の実力とが合わせられて、像の実力＝認識の実力となります。

もちろん、人間は社会的存在ですから、その人の生活する＝属する小社会でのその人の生活のありかたで、認識（＝像）の形成のありかたも認識（＝像）の使いかたも一様ではなく、その人なりの、その人らしい形成・使用となっていきます。こうやって形成かつ使用されていく認識は、その人だけのモノであるだけに、その認識がその人を創り、その人の人生のほとんどを創っていくことになります。これがたとえば、その人の職業として花開き（?）、その人の趣味として実力化し、その人の個性としてその人の人格を形成していくことにもなります。

ここまで説きますと、また「夢はどうしたのですか」と問われそうですね。もう少しガマンしてください。もっと説かないと夢までたどりつくことができないのです。

夢の問題は人間一般の認識の誕生からの生生かつ生成発展を押さえておかないと、迷路にはいりこんで、答がでないか、神がかりの答になるか、その人の性格に原因を求めるか、などになってしまうのです。これでは、夢の学問化などとうてい不可能になります。

第四節　人間が夢をみることの原点は労働にあり

読者のみなさん、ここで突然ですが、次の質問をします。「人間の認識と動物の認識との違いはなんだったでしょうか」。

一般的に答えるのは簡単ですね。動物の認識はすべて、その動物なりの本能が統括するのにたいし、人間の認識は、その人なりに創出されたレベルでのその人の認識の目的意識性がその人の認識をその人なりに統括するモノでした。ここを称して個性的というのでしたね。

読者のみなさんに、ここまでで理解できてほしいことは、人間の頭のなかに育ってきている認識＝像は、必ずその人なりの認識であり、その人なりの像である、ということです。ですから、読者のみなさんの頭のなかに今、育ちはじめた認識＝像＝思いは、みなさんそれぞれの独自性でもって育てられかつ育っていくことになるのです。他人とまったく同じモノは一つもありません。

こうして、読者のみなさんの認識がみなさんそれぞれ違って育っていくことは、やがて読者のみなさんのそれぞれの脳の構造が、その認識の違いが連綿とつづくことによって、それぞれの個性のあるものに創り変えられていく！ということでもあるのです。

このことをどうしても理解できない読者のみなさんがあると思います。そこでこれは、同じ教室で同じ教科書で同じ先生に同じように教わっても、まずほとんどの生徒が同じようには育っていかない現実で、なんとなくであってもわかっていただきたい、ことでもあるのですが……。

以上に説いた内容で、「認識の原基形態は、対象である社会的な外界が、感覚器官をとおして脳に反映した像である」モノが、結果的にその人その人のそれぞれの育ちかた、育てられかたのありかたで、その人その人のそれぞれの認識として、その人の個性的・性格的認識として、いわば完成されてきている、ことをわかっていただきたいと思います。

問題はここからです。以上のわかっていただいたはずの内容が、どう夢と関係するのか、どう夢になっていくのか、が問われるはずです。でも、まだそう簡単には夢までいけないのです。もう少しの辛抱が必要です。

大きく時代を猿がヒトになってきたころの、より正確には、本能的認識が、目的意識的な認識へと進化しはじめたころの昔へ戻すことになります。本能的認識である猿類は、夢とは無縁の存在です。夢は人類になって初めて誕生するモノだからです。では、どうして動物は夢をみることがないのでしょうかと問われそうですね。

まず第一の答は、夢をみることがないのではなく、みることができないのです。このことは連載中の〝夢〟講義で説くことになるので、ここでは、動物は夢をみることができないとして始めます。

人間が夢をみるというのは、「ではどうしてできるのでしょうか」との問いが今度はあることでしょうね。これには答えないわけにはいかないでしょう。

そもそも大上段にふりかぶって説くならば、人間が動物と大きく異なるのは、動物と違って人間は労働することです。この人類への進化のための労働を覚えるまでのあいだ、すなわち猿類が人類に進化するに必要な過程（労働）には、それ相当の理由がありました。

一つは樹木での生活が可能となっていった過程をもてたこと。二つはそのことによって本能的認識が大きく揺さぶられてしまう事件（？）が何回となく襲ってきたこと、三つは食べ物を大きく変えていかざるをえなかったことです。樹上生活への移行の理由をも含めて、この三つを読者のみなさんに説くページ数の余裕は、本書ではとうていありません。これらは『いのちの歴史の物語』を参照してください。

問題はここからです。樹上かつ樹木生活を終えるまでに時が流れて、野原に降りたったとき、猿類はヒトから人間へと転進というより、進化しはじめていました。ここの時の流れを少しだけ止めて、この状態を大きく認識に的をしぼってみましょう。この時のこの流れをある程度止めてみると、それこそ、アリストテレスだったらいわゆる「驚駭《キョウガイ》」という言葉で表わすしかなかった出来事が誕生しはじめていることがわかるはずです。それはどういうことだったと読者のみなさんは思いますか。

端的にいいますと、本能的認識だけであったこれらの動物の認識に大きな変化が生じはじめているのです。それはどういうことでしょうか。わかりやすく述べますなら、本能的認識のなかに本能に逆らいはしないけれど、本来は従順であった、そして、現在もしっかりと従順であるほとんどの認識のなかに、従うかにみせて従わないモノが、本能からいえば自分の統括に従わない、統括がしっくりいかない認識が生まれ生まれ、してきはじめたのです。

この生生しはじめた認識は、当初は当の猿（ヒトザル）には不可解な出来事だったことでしょう。このことをわかるには、幼児の成長期や小学校の低学年、あるいは思春期に突入したばかりの中学生の、不可解な言動で考えてみられることです。「どうして、あんなにオリコウだったあなたが？　どうしてあなたのようなお母さん思いが？……」がポツリポツリとではじめたあの頃、あの日の出来事がヒントになります。もちろん、これらの出来事は当人にも「?」なのです。「ただそうしたかったのだ」とか「なんとなくそうなってしまったのだ」とかです。

この当時の猿（ヒトザル）も当初は、自分のアタマのなかの出来事には気づくことはなかったはずです。しかし、やがてこの出来事も自分で自覚するようになり、そして「なぜだ!?」の日々がつづく流れのなかで、この生生する認識はしだいしだいに本能的認識とは相対的に独立化していくことになるのです。

すなわち、しだいしだいに意志ないし目的をもちはじめることになります。くり返しになりますが、もちろんこのことはいきなりそうなったわけではありません。いきなり量質転化したわけではなく、この認識の当初は、たんに本能とはなにか違うレベルのモノだったのが、しだいしだいに本能に従わないモノとなり、それが自立していく、つまり、本能に従わないだけでなく、本能に逆らってまでも独自に展開される認識となっていくのです。

現在はこれを目的をもつとか意志が強いとかで表わしますが、それらの出来事の一つ一つの大本をたどれば、目的や意志の原基形態《オオモトのカタチ》はここに、この本能的認識が本能から相対的に分離していくこれらの出来事に基因するのです。

ここでまた質問がでるでしょうね。「それがどうして夢に関係するというのですか。まったく関係ないじゃないですか。夢を説いてくださいよ」と。答えましょう。夢に関係が大アリ！　なのです。なぜかというと、ここが、人間が夢をみることが可能になった原点なのですから。夢はここから始まるのですから。

しかし先ほどもお話ししましたように、「夢とはなにか」は、学問的にはまだ解かれたことがない大問題です。この「夢とはなにか」がわかるためには、人類百万年の歴史の探求と、哲学の二千年の歴史の研究と、加えるに人間の認識の一般的な発達過程の学習が必要であることも、先に説いたとおりです。

したがって、「人間が夢をみることの原点は労働にある」ということが、いったいどういうことなのかを、みなさんに理解してもらうためには、もっともっと詳しく、順を追って説いていかなければなりません。

そこで、この〝夢〟講義のメイン・テーマでもある「夢とはなにか」については、次巻で本格的に展開することにします。そしてそれをふまえて最後の質問〔4〕にも詳しく答え、その看護実習での実践がどれほど見事なものであったのかも、みなさんにわかってもらえるよう説く予定です。

前に『綜合看護』（現代社）に連載された「脳の話」（瀬江千史執筆）は〝夢〟講義の理解にも役にたちますので、なるべくなら参照してください。

第五編

看護に必要な弁証法入門

第一章　弁証法を学ばない学生の実力を説く

第一節　秀才の受験国語的実力

さて本書の冒頭でも触れましたが、この最終編では、看護の実力をつけるために必須である認識論の学びに加えて、もう一つ必須となる弁証法の学びについて、少し説くことにします。

それは、期待もしなかった〝夢〟講義へのある読者からの感想文を受けとったからでもあります。この読者は、何年生かはわかりませんが、看護学科の学生だそうです。一読して、びっくりしました。そしてあまりの受験国語力、かつ、作文力のレベルの高さにウナって頭をかかえこんでしまいました。

「うーん!?」と感じた理由は、二つあります。

一つは、〝夢〟講義の内容を大学受験の実力でまじめに読みきっていることです。単に読んでくれるだけでしたら、感心することなどないのですが、読みきっているのが立派だと思うのです。つまり、自分の看護学生として育んできた実力のたりなさを、受験国語力を総動員して読んでいるのです。たいしたモノです。

もう一つは、この看護学生の受験国語力的頭のよさの危うさです。通常の人たちは、受験用ではあっても、頭がよいことは「よいことだ」と信じがちです。でもこれは、反面では危ういことでもあるのです。どういうこと？と反問されそうです。簡単にいいますなら、一般的に頭のよい人というのは頭脳活動がイキイキしていますので、ついつい、事実からの反映よりも書物からの反映を大事にし、かつそれを信じて自分の実力にしてしまいます。結果、思春期・青春期の脳の発育・発達にとっての大切な時期を、受験用の勉強によって大きく無駄にしてしまっているのです。

その結果、現実をみる実力が大きく低下して育っているだけに、現実をみる機会をなるべく避けて頭のなかに出来事を創りだします。そのほうがよほどに楽ですから。それだけに、ますます現実をよくみるのはとても大変なことになるものですから、ますます書物やビデオですませがちになります。

これは困ったことになっていきます。たとえば、書物で学んだことは現実味を欠いていますので、感性がなかなか豊かに育ってはくれません。そうしますと、将来的にコンピュータ－関係の仕事につく人はまだよいのですが、看護関係の仕事ではとても難しいことになります。

単純な例で説きますと、病室へリンゴをもっていったとします。同じ「リンゴ大好き」人間であっても、一人は喜んで食べてくれたのに、もう一人は食べようともしない現実があったとします。このことの意味を看護関係者であれば、すっと理解できる能力がなければいけません。そしてこの能力は感性としての能力ですから、感性を育て、磨いた過去をもっていることがとても大切になります。

ところが、頭のよい人は、先ほど述べたように、どちらかというと書物人間です。感性はどうしても独り善がりに育ててしまっているのです。したがって、こんなリンゴの場面を看護場面として描くことは、ほとんど無理となるのです。

こんな心配を大きく感じてしまいました。それだけにこの学生には、もっともっと事実に関わって、現実と格闘しながら感性を育てていく場を自分で努力しながらもってほしい……と願っておきます。

第二節　看護学科学生からの手紙

まずは、その感想文です。少々どころではなく、相当に長い感想ですが、これは、ほぼ全文を引用したほうがしっかりと後々の私の講義につなげることができますので、あえて収録しました。しっかりと読んで、学んでください（感想文中のⒶ～Ⓦは、あとで解説するために私が入れたものです）。

「先生。

『綜合看護』二〇〇一年第一号の〝夢〟講義を読みおえました。そうしましたら、どうしても感想を書いてお送りしたくなりました。突然で失礼とは思いますが、どうぞよろしく御指導のほど、お願いいたします。

――〝夢〟講義（9）を読んで――

（1）

今回の〝夢〟講義は、何回読んでも、何回読んでも、わかったようなわからないような感じがいたしまして、今でもそのような気持ちですⒶ。

なにがわからないかといいますと、『いのちの歴史の物語』と大きくかかわってくる、なぜ人間は夢が描けるのか、また、夢を描けるようになったのかⒷであり、そして動物の認識と違う点として〝夢〟講義で説かれている『労働』というイメージがつかめなくてⒸ、さっぱりわからない！　難しい！　ということです。

さて、今回の〝夢〟講義のテーマは、まさにズバリそのもの『夢とはなにか』でした。看護の事例の問題《痛みを訴える（大きくは実体の問題）、夢にうなされる（大きくは認識の問題）》―これらの問題は、人間がかかえている問題であり、『人間は認識と実体の統一体である』ということから、まずは、認識とはなんであるのかを押さえてから、その認識そのものであるというより、認識のありかたの一つそのものである『夢とはなにか』という流れで、〝夢〟講義が展開されていったのではないか、と思っていますⒹ。

そもそも『夢とはなにか』と問うてみた時に、これは人間だけがもつ認識の働きの一つであるということを押さえる必要がある、ということでしたⒺ。

つまり、〝夢〟講義で用いられ、説いていただいている言葉、文章を引用させていただきますと、『動物の認識はすべて、その動物なりの本能が統括するのにたいし、人間の認識は、その人なりに創出されたレベルでのその人の認識の目的意識性がその人の認識をその人なりに統括するモノ』ということですⒻ。

ここを具体的にイメージしてみますと、『愛と哀しみの果て（Out of Aflica)』という映画のストーリーのなかで（映画という条件がありますが……)、ヒロインがアフリカでライオンと出くわす場面があります。ヒロインは、『ライオンに食べられてしまう。死ぬんだわ』と恐怖をおぼえるのですが、実際には、ライオンは素通りしてしまうというシーンなのです。

ここでなにがいいたいのかといいますと、腹を空かしているライオンだったら、獲物を前にして『素通り』なんてことはありえない！と思います。しかも、獲物に出会うチャンスはいつ訪れるかわからないのですから、襲ってもいいはずなのにと思うのですが、これは『本能に統括されている認識』だから、お腹がいっぱいのライオンにとっては、獲物としては反映しなかったということが言えるのだと思います。

でも、人間のばあいはどうでしょうか。お腹がいっぱいで、もうこれ以上入らないと思っても、たとえば、ある女の子に『ケーキ買ってきたのよ』と誰かが大好きなケーキを差しだしたとしたら、『甘いものは別腹よ』といって、おいしいとばかりに食べるばあいがあります。

このことが『人間の認識は、その人なりに創出されたレベルでのその人の認識の目的意識性がその人の認識をその人なりに統括するモノ』ということであると思いますⒼ。代謝体？としては必要でなくても、ケーキを（大好きなすぐに食べる必要のある）食べ物として描くのですから。

（2）

この目的意識的に描けるか、描けないかの認識の実力が、夢をみることができるか、夢をみることができないかにかかわってくるⒽ、ということを学ばさせていただきましたが、ここでもう一つ『夢とはなにか』について押さえておきたいと思います。

それは『夢とは、認識のはたらきそのもの！である』ということですⒾ。今回の看護学生Dさんの質問〔4〕で用いられている『夢』は、夜にみる夢のことを指しているように思われるのですが、先生が説いていらっしゃる『夢』は認識の働きのことであり、夜にみる『夢』だけでなく、日々生活していくなかで時々刻々と描かれている像、描く像（対象は人間）のことであると思いますⒿ。

ですから、看護学生Dさんの質問も単に『夜にみる夢を整えることができるのか』に限らず、認識を整えることができるのかという、より大きな問題へとつながっていくのではないかと思いますⓀ。

（3）

さて、ここでもう一度、『人間は動物と違って目的意識的に像を描く（ここを夢をみるという）』ということと、その像は、外界を五感覚器官をとおして脳に反映したモノであり、その実体（脳・五感覚器官）のつくり、つくられかたと外界がどのような外界であるか（別の言葉でいえば、どのような社会であったか）で、誰一人として同じ像を描けない、描かない（人間それぞれ描く像は個性的）ということを押さえてⓁ、看護学生Dさんの質問（問題）の中身に少し触れてみたいと思います。

まずは、ここを問題としてみるにあたって、大切なみかた（ヒント）として与えてくださっているのではないか（私のレベルですが）と思われる所を引用いたします。

『ここでの大きな問題は二つほどあります。一つは、それほど疼痛があるとは検査データからはとても思えないのに、なぜかこの患者はしきりと疼痛を訴えるということ、二つは、またこの患者は夢にうなされてとても辛い、ということでしょう。（中略）それは、そんなに痛いはずのモノが、なぜ検査データにでてこないのかであり、でてこないというのは、本当はそれほど疼痛がないということなのかであり、ないならなぜこの患者に疼痛があるのか、という問題でもあります。（中略）これは今回の大きな問題の二つ目である、夢にうなされて辛いということとつながっている、というより、ここがわからなければ、一つ目の問題は解けないからです。』

（4）

先生、今回の看護の事例をみていくにあたって、どんな病をこの患者さんがもっていて、どんな段階か（回復しているのか、しつつあるのか、状態が悪いのか）ということが明確に質問には記されていないⓂので、イメージしづらいのですけれど、この患者さんは、〈病人〉であることは事実のはずです。

つまり、代謝の活動としては健康といわれる状態よりは落ちているはずですⓃ。そして、〈痛みとはなにか〉としてみていくと、これは以前に先生の御本で読んだか、もしかしたら誰かに説いてもらったことがあるのかもしれませんが、痛みとは、運動形態には置くなという体のサイン、つまり回復過程に置く、置こうとしていることであると記憶しているのですがⓄ、〈病人〉であるこの患者さんには、〈痛み〉があらわれやすい体の状態（回復過程に置こうとする・置いている体の状態）があると思いますⓅ。

ここを前提として、それではどうして検査データにでてこないのか、でてこないというのはどういうことなのかという、先生がヒントとして与えてくださっている問題を考えてみますと、〈検査データとはなにか〉をふまえておく必要があると思います。といいますのは、私が実習で悩まされたことの一つに、この検査データを看護師としてどのようにみるかがありました。

指導していただいた助手の先生によりますと、患者さんの体の状態、つまり、体のなかで今どのようなことがおこっているのかを把握するための一つの手がかりであり、検査データがすべてではないということでした。検査データというのは、とても一般的にみるとー思いますⓆ。たとえば、この数値以上だとここが障害されているといったふうに、あるいは、およそ、この数値からあなたの体の状態は今、こういう状態だと思えます（予測できます）という具合にあてはめます。

（5）

ところが人間というのは、〈一般的〉だけではみることができない存在だと思いますⓇ。これが先ほどの〈認識とは〉〈夢とは〉として説いていただいている中身と大きくかかわってくるように思うのですが、痛みを痛みとして感じるのも人それぞれ！であり、〈目的意識性はその人のレベルで〉ということであると思いますⓈ。

たとえば、注射の例で考えてみますと、同じ看護師が同じようにやっても、『痛い!!』と泣く子もいれば、『チクッとしただけヨ』と平気でいる子もいます。

このように人間の場合、痛み一つとってみても、認識とは（夢を描くということは）を抜きにしては、絶対に説けないということがわかりますⓉ。

そこで、この患者さんに目を向けてみますと、この患者さんは心に大きな痛みをもっている方だと思います。戦争を知らない私には、推しはかることができないほど、辛くて、苦しくて、悲しい像（痛み）を描いて生きてきた方なのでしょうⓊ。実体からの痛みであれ、認識からの痛みであれ、〈痛み〉として描かれる像は、この患者さんにとっては、強烈な体験で、生きていくなかでふくらましてきた戦争体験の辛く、悲しい像なのだと思いますⓋ。

この看護の事例を読んだときに、スゴイ看護学生だなあ、患者さんはどんなにか心がいやされただろうなあと思いましたⓌ。中途半端になってしまいましたが、少し事例にふれてみました。次回の〝夢〟講義で説いていただけるのを楽しみにしています。」

第三節　弁証法の実力がないと〝夢〟講義は理解できない

本当に長い長い感想文でした。読者のみなさんも、読みとおすのが大変だったと思います。でも、非難を覚悟していいますと、読者のみなさんの大半は、このような実力のもち主です。

それはなぜかといいますと、一つにはこれが現代の学生の実状であり、その実状をもたらしたモノが受験勉強だからです。ここは詳しくは「新・弁証法・認識論への道」（『南郷継正　武道哲学・著作講義全集　第二巻』所収）で説きましたので、省略しますが、現在の高校入試（大学入試のミスではありません）の形式が変わらないかぎり、この実状はずっとつづくことでしょう。他には、そこをふまえて、本当の教育をしてくれる中学ないし高校の教師の不足があります。

この件に関しては、『武道への道』（三一書房）でしっかりと説きましたが、以上の二つの不足を補うのにもっとも役にたつのが、実は弁証法の学びなのです。すなわち、その欠陥を直すには、弁証法の学びしかなく、それゆえに、「だからこその弁証法の学び」なのですが、そこをなかなかわかってもらえません。この感想を寄せてくれた看護学科の学生も、同じ欠陥をしっかりと育ててきているようです。

では以下に、この学生の感想文の順序にしたがって、問題を説明していくことにします。問題点は、Ⓐ、Ⓑ、Ⓒとしてⓦまで数多くあります。詳しく説くのは無理ですので、簡単に答えていきます。まず、Ⓐからです。

この学生が、今回の〝夢〟講義は何回読んでも、わかったようでわからないと嘆いていますす。ここの理由の最たるものは「弁証法の実力がほとんどない」ことです。逆にいえば、受験国語の実力がありすぎることです。

私の論文は、すべて弁証法的に説いてあり、かつ、弁証法として説いてあります。つまり弁証法の二重構造となっているのです。そんなに難しいモノを！　と思わないでください。これはある人たちにとっては非常にやさしく、わかりやすいモノ！　だからです。

どういうことか、といいますと、受験国語に毒されないままに普通の高校を終えた人、つまり通常の二流高校の学科の実力をもっている人で、私に学びたい！　と願う人たちには、この〝夢〟講義があっけなく理解されている現実が多々あるからです。

この看護学科の学生は、おそらく有数の進学校をでているはずです。「新・弁証法・認識論への道」に説いているように、東京大学の学生レベルほどの受験実力があると、どうにも弁証法の学びがうまくいかない現実があります。

これは、弁証法が〈運動〉の学びであるのにたいし、受験勉強は〈非運動〉の学びの最たるモノであるからです。ところが現実は〈運動〉そのものです。すなわち、現実の世界、実際の社会は運動すなわち変化・発展の真っ只中にあります。

これは、読者のみなさんの周囲でおきる友人関係、親子関係、恋愛関係が否応なしに変化・変転している現実でわかっているハズです。これらの関係を生きるには〈非運動〉の学びの秀才の実力ではどうしようもない！　ことをわからなければなりません。

だから、それだけに〈弁証法＝運動〉の学びが必須なのです。この看護学科の学生の頭のはたらきは、まったくの非運動性なのです。文章の中身からも文体の流れからも、それをわかる能力を培うことが大切です。

第四節　弁証法は看護の事実で学ばなければならない

ここまで説きますと、おそらくこの看護学科の学生は、私に向かって大反論したくなるはずです。なにに？　でしょうか。それは私のこの話のすべてにです。

簡単には、「私は先生の著作にしっかりと学んできています。もちろん『新・弁証法・認識論への道』も、『弁証法とはどういう科学か』（前出）をふまえて学んでいます。それがどうして非弁証法性であり、非運動性なのですか」と。

ここに直接に回答するわけにはいきません。端的には、この書全体がようやくにして回答となるからです。ただ、どうしても一つだけは念を押して説いておきたいことがあります。それは、弁証法の学びというモノは、絶対に受験国語の学びではない、絶対に学校教育での学科の学びなどとカン違いしてはいけないということです。

では、どういう学びなのか、をわかりやすく説明しておきますならば、それは本当の「空手の学び」かたとそっくり同じである、それも私が書いた「〈全集版〉武道の理論」(『南郷継正　武道哲学著作・講義全集　第四巻』所収)と同じ学びかたが要求されるのだということです。

もう少し具体的にいいますと、「空手の学び」というモノは、空手の本を読むことではなく、空手の本に説いてある空手の技を、自分の体を用いる、つまり五体を駆使することによって学ぶことです。この空手の技を学ぶという意味は、他人と闘える技を身につけて、かつ、闘って勝てないまでも、負けない！ことです。

この実力をつけることが「空手の学び」なのです。闘えない、あるいは、闘うつもりもない空手は、空手ではありません。それは空手の形をした踊り！そのものです。空手は当然に相手と闘うモノですから、体力も鍛えなければいけませんし、気力も養成する必要がありますし、忍耐力も培うことが大切です。そればかりか、空手は手や足を相手の体に厳しく、激しく当てることによって、ようやく目的を達成できるモノですから、筋肉だけでなく、骨を鍛える必要があります。骨折しては闘えません。すなわち、骨を折れないようにに創りかえることも大切です。

これがこの厳しさ、この激しさ、この修練が弁証法の学びかた、そのものといってよいのです。自分の専門分野の問題と闘って、その問題を解決する（勝つ）だけの鍛練が必要となります。

ですから仮に『弁証法はどういう科学か』を何百回読んでも、あの書物のなかのすべての問題がなんなく解けても、専門分野の問題に立ち向かう実力が弁証法的についていなければ、なんの意味もありません。空手の修練が、受験国語のレベルで空手の本を読破することではないように、弁証法の学びも弁証法の本を読破することではありません。

空手の学びと同じように自分の専門分野の本だけではなく、知識だけではなく、現実に存在する自分の専門に関わる事実という事実と格闘することによって初めて、弁証法が息をし、動きはじめることになるのです。

これはこの看護学科の学生に与えたいレベルでの初心者向けの数例をあげれば、たとえば病室の廊下の歩きかた、たとえば病室のドアの開けかた、たとえば「○○さん、おはよう！」の声のかけかた、たとえば患者搬送のタンカの運びかた、たとえば体温計の持ちかた、持たせかた、たとえば看護関係者同士の挨拶のしかた、たとえば……というふうに、まだまだ学びが、現実の患者への直接性である、シーツ交換のしかた、パジャマの着換えかた、食事のとらせかたを学ぶまえに、ゴマンという弁証法の学び（以上はすべて弁証法の学びの実例です）があるのです。

これらはすべて弁証法の学びであると聞いて、「え〜ッ?」と思う人は、『弁証法はどういう科学か』の数ページすら学んでいないといってよいのです。この本に書いてあるでしょう!「弁証法とは、世界全体すなわち自然・社会・精神の一般的な連関・運動・発展云々」と。歩きかたも、話しかたも、泣きかたもすべて、自然・社会・精神のなかのある出来事なのですから。

当然に弁証法のワクのなかですから、学びの一つとなるのです。少し念を押しておけば、廊下の歩きかたとは、廊下の構造を学ぶこともさることながら、そこを歩く看護者自身の足の運びかたすらが、弁証法の学びの一つである!とわかっていましたか……。

私は以上のような事柄をすべて空手の修練と指導で弁証法の事例として自分で学び、あるいは弁証法への学びとして弟子たちにしっかりと教えてきた過去を何十年ともっています。後ほど詳しく説くことになると思いますが、このような訓練をして学生生活を送った看護学生Dさん(Ⓦの場面です)に、この看護学科の学生が追いつくには、十年あってもたりないだろうなあ……と思います。

それにこの看護学科の学生は、〝夢〟講義で説いたジルーシャ(『あしながおじさん』前出)の話も、また、船の話もまじめに学んでいないのでは(具体的に同じような例を探して一つまた一つと心から実践し、実験していないのでは……)とつい思ってしまうのです。

第二章　弁証法を学んだ学生の実力を説く

第一節　鈍才の弁証法の学びによる実力

偶然というモノはいたずらが大好きなようで、ここまで説いてきたところに、面白い必然性のような一通の便りが、これまた春風にのって舞いこんできたことです。なにが面白いのかといいますと、私がこの看護学科の学生に、頭デッカチの質問をするのは、弁証法の学びがまともでないからだ、と説いていることに直接に関わっているからです。

少し前のページで説いているように、弁証法の学びには、受験勉強の実力のない人が適しているのですが、この便りの主は、そのとおりに受験勉強も、試験勉強もまったく駄目な生徒でした。この学生は、数年前に空手の合宿に偶然参加して弁証法と出会い、まじめに弁証法の学びを始めた、ツワモノです。公立高校にも合格できず、三流大学の心理学科にようやく合格できたというていたらくの学生だったのですが、合宿で学んだラジオ体操の弁証法性というところに興味をもったのが、一流の学問を志すキッカケとなりました。

読者のみなさんは、この〝夢〟講義の正式な題名を知っていますね。書いてみましょう。

「なんごう つぐまさが説く看護学科・心理学科学生への〝夢〟講義――看護と武道の認識論」

この題名にある心理学科に属する学生の一人が、この春風にのってきた便りの主です。

本当に鈍才が目覚めて学びはじめるということはすばらしいことです。東京大学や早稲田大学などの大秀才の陰で少しも目立つことのなかったこの手紙の主が、今や弁証法への学びのトップレベルへたどりつく可能性をもちはじめてきているのですから。そればかりか、在学していた大学のほとんどの教授の上位のレベルの心理学の実力を把持するまでに、わずか数年というより、二年有半で行なったのですから。

以下の文は、普通の公立高校にも合格できなかったその鈍才が、実力が心理学の教授より上にいけた二年有半の弁証法への学びの当人の総括です。全文、これ弁証法性のカタマりの全体像をしっかりと読んでそして学んで、看護学科の学生の秀才ぶりとしっかりとくらべてみてください。

第二節　心理学科学生からの手紙

「先生。お早うございます。

とうとう卒業する日を迎えることができました。先生に御指導いただくことのできた約三年間を振り返ると、一日とて『昨日と同じ』と思う日はありませんでした。毎日が変化の連続でした。それまでは、昨日も先週も先月も何の変化もなく、毎日が退屈で平凡でした。変化しつづける毎日を送ることができた理由は、先生に御指導いただくことによって、私自身が毎日変化していったことが一番大きいと思います。そしてその結果、毎日が変化している、というその『変化する』ことを見てとることが少しずつできるようになっていったことで、『毎日が変化の連続だった』という思いを抱いたのだと思います。

先生に御指導いただくようになってからの私の大学生活は、まさに『弁証法』がわかるようになるための学びの日々でした。

『弁証法はどういう科学か』を読み、それと同時に私自身が弁証法性を帯びるように、つまり、為すこと、考えること、なにもかもすべて弁証法的になるように生活しました。

そして、弁証法の実力はその人の一般教養に規定されるということも教わり、なんの一般教養もなかった私は、『大変だ！』と思い、まず開いたこともなかった本、たとえば『学生に与う』（河合栄次郎著、現代教養文庫）や『哲学以前』（出 隆著、講談社学術文庫）などを読むことからはじめました。

そして大学で履修しているすべての授業を、真剣に受けるようになりました。受けた授業の内容は、その日のうちにレポートとしてまとめることにしました。

これについては、『当日のすべての授業内容を各課目ごとにまとめること』、そして『全体を三十分以上一時間以内で書くこと』という御指導のもと、毎日レポート用紙にまとめて、いつでも提出できるようにしておきました。

はじめはなにも書けませんでした。しばらくすると、書けるようにはなったのですが、少しも『まとめる』ことができず、ただ、だらだらと書くだけで、その日の授業内容を全部書ききれないまま、一時間のタイムリミットで提出できるようにするだけでした。

そしてさらに日がたつと、だんだんに、一つの授業のなかで、大切なところとそうでないところ、つまり、先生たちは、一般的な話と具体的な話をされていることがわかり、大切なのは、『一般的な話』をわかることで、『具体的な話』は、その『一般的な話』を学生たちにわからせるためにされている、ということに気づきました。

つまり、ここで、話に『レベル』があることに少し気がつきました。そのうちに、『一般的な話』にさらにレベルの違いがあることに気づきはじめました。

試験前に、半年間習ってきた膨大な量の授業内容を目の前にして、どのように勉強したらよいのか困りました。ところが、授業内容全部を要約することによって、膨大な量に思えたものが、『なんだ、たったこれだけを習ったのか』と思えるようになり、とても楽に勉強することができました。

授業内容を要約することとは、要するに具体例は捨象し、それらをさらにまとめあげていくことで、そうすることによって今度は、授業中に先生が話される内容を、全体のなかの部分として位置づけて聞くことができるようになりました。

弁証法を学ぶことと、それから一流の学者になるために大切な『思想性を高くもつ』ことを御指導いただいて、学びました。毎日、『一流の学者になるんだ!』という意識をもち、そのために今までの自分を全部捨てて、生まれ変わる努力をしました。食事を変え、服装を変え、聴く音楽、見るテレビ、読む本を変え、歩きかたや話しかたも変え、友達のつきあいかたも変えました。そうすることは、直接に弁証法を学ぶことでもありました。たとえば友達のつきあいかたを考えるときには、友達との認識の『相互浸透』のありかたをよくみて、それによって私自身がどのように『量質転化』していくのかを考えました。

　といいますのは、大学へ通っている以上、友達とまったくつきあいを断つことは無理なので、友達とまったくつきあわないことを否定して、自分自身のレベルを相手のレベルに落とすのではなく、常に学問的に相手とつきあうことにし、でも結果としては相手につきあわない、しかも学問的に相手につきあうことで、自分自身のさらなる学問的な勉強となる、という『否定の否定』もみえてきたりしました。

『一流の学者』になるため、私は常に頭のなかにある像を描いていました。それは先生です。先生が常に学問的に考えられるように、そんなレベルで考えられる頭になりたい、いつもこの思いで二重化しようとしています。でも先生はあまりにも高すぎていらっしゃって、なにもかもすぐに二重化というわけにはいきません。

　ですから私は、段階を設けて、先達の先生がた何人かを中間目標とし、それを一歩また一歩と追いかけ、追いつく努力とともに最終的に先生の高みに二重化したいと願っています。ともかく現在は先生の思想の高みがわかるようになりたいので、常に思想性高く生きていきたいと思っています。

　先生は、多くの弟子の人たちには当然のこと、私自身にも壮大な夢を描かせてくださいました。それは今の私が何百倍、何千倍も努力しなければ絶対にかなわぬ壮大な夢です。本日は私の卒業式です。今日の卒業式で数多くの同級生が巣立っていきますが、このなかの一体何人が『志』をもって卒業するのだろうかと、じっと考えていました。『志』を抱く理由は簡単です。現在の自分から自分をみているのではなんの発展もありません。大切なことは、将来のあるべき自分から今の自分をみてとることです。だからこその『志』であると、かつて先生に教わりました。

『志』を立てて、それを目標に毎日毎日実行しつづけること、そしてそれが質的に変化するまでやりつづけたとき、その過程をふりかえると、そこに弁証法性が横たわっているのがみえ、自分が長い時をかけて自分の道を弁証法的に歩んできたことがわかるのではないか、と思います。

今後とも変わることのない御指導を、心からお願いして、卒業の報告と二年有半の歩みのレポートといたします。

二〇〇一年三月十九日

不肖の一弟子より

(追記) 以上をお約束どおりの一時間内で四年間をふりかえって書きあげることは、大変なモノでした。簡単には、今までにない頭の混乱ぶりを味わってしまいました。像が四年間分、次から次へと現われては消え、消えては現われ、したからです。

約三年間の御指導が無にならないレベルでなんとかまとまりのある文章が書けたと、先生に評価していただけることを、ただ祈るのみです。」

第三節　弁証法の基本の学びの実際

読者のみなさん。いかがでしたか。なにか思うところ、感じるところがありましたか。いずれ詳しく説くことになりますが、受験国語の実力と、弁証法的に培っていった国語の力の違いを、肌でわかっていただきたかったのですが、はたしてどうだったかと疑問しきりです。

なにはともあれ、一流への道を歩くには、認識論の実力の必要性は当然のことですが、その前に弁証法の基本的素養がないことにはお話になりません。

冒頭に紹介した看護学科の学生には、肝心の弁証法の学びが大きく不足しているのです。このままでは、人の心や頭のなかは読みとれても、そこを「なぜ」と問う力に運動性が大きく欠けることになるのです。これは、精神科の医師がどうしても精神病の原因を理論的につきとめられない大きな理由でもあるのです。

本来ならば、看護者は当然のこととして、精神科の医師にも弁証法の学びが必須であることに、誰もが気づいていない現実が、なんとも不可思議なのですが……。

最後に、この心理学科の学生の便りの内容に関わって、一、二、三、記しておきたいことがあります。一つは、『弁証法はどういう科学か』の学びかたについてです。指導したことは、毎日必ず一時間学ぶこと、そして学んだ内容を自分の日常生活の事実でわかること、です。二つは、以上のことを、理解したこと・理解できなかったことに分けて、理解できたことは自分の生活の実例で説き、理解できなかったことは書物のなかの事例でどうわからないのかを説明して三十分から一時間で筆記（ワープロではなく）すること、です。用紙は授業のモノと同じく、レポート用紙一枚としました。

三つは、ここが大事なのですが、この学生は、以上に関してとてもまじめに努力してくれました。二年有半の長い日々のなかで、書かなかった日々は、わずか十数日だったはずです。加えて、本人が一番嫌っていた読書を実行させました。歴史モノ・社会派推理モノ・古典文学に関してのモロモロの書を、一週一冊単位で読破させました。

当然に、心理学のあらゆる分野の理解が最高になり、どんなに遅くとも二十年後には、学問としての「精神科学」の確立が可能になる！　との予測さえ述べたいほどの現在です。ではまた……。

（第一巻　終）

あとがき

読者のみなさん

本書の内容はいかがでしたか。まじめに読まれた読者のみなさんには、いろいろな思いや想いが重なってきて、〝びっくり〟の連続だったのでは……と思います。おそらく、本書の目次にしっかりと目をとおしただけのみなさんも、そういう思いや想いだったのではなかろうかと推測しています。

私は、目次で読んでいただいた内容を含めての、頭脳活動を中心とした人間とはなにかを研究すること五十年以上におよび、現在は頭脳活動（アタマとココロのはたらき）についてと、人間の体の運動能力の構造については、いかなる質問にも答えられないことはないというレベルに到達できています。それだけに、本書の全体としては歴史上初の理論的展開となっていきますから、まだまだ読者のみなさんへの理論的、学問的な贈り物はびっくりの連続で増えていくことになるはずです。

ただ、まだ『第一巻』ですので、肝心の夢の内実には直接に立ちいることはしていませんから、少しガッカリしたみなさんもあろうかとは想像しています。

ですが、この『第一巻』の内容をしっかりと「わかって」(像として描くことができて)初めて、〝夢〟なるものの正体がはっきりとその姿を現わしてくることになりますだけに、ここはまじめに読み返していただけるよう願っています。

私の「アタマとココロ」の研究は五十年以上の実践があると説きましたが、これには大変な努力の積み重ねを必要としたものでした。この研究を始めたころの私には、夢の問題については参考にしたいと思っても、できるものといえば、フロイトの「夢論」だけだったと思います。でも私は、フロイトだけはとうてい読む気になれませんでした。若いころの私には失礼なことに、なにか、彼は精神病を患っているような、そんな思いにさせられたものですから……。

しかしやがて、恩師と仰ぐことになる(私淑としてでしたが)著作に出会える日がやってきたのです。ある日偶然に立ちよった大塚駅(東京)の脇の小さな書店で、その本はまるで私を誘っているかのように、大きく引きよせてくれたのです。それが発刊されたばかりの『認識と言語の理論(第一部)』(前出)でした。

この著作は私に大いなる勇気を与えてくれることになり、その後の研究はそんなに苦しいものとはなりませんでした。その著作のなかで、恩師となる三浦つとむは次のように夢のことを説いてくれていました。

「夢とよばれるものは、健康な正常の人間の生活の中で必ずあらわれてくるところの精神現象であって、夢を見ることそれ自体は何ら病的ではない。しかも夢には、はなはだ不合理な・妄想とよぶのがふさわしいような・奇妙な存在や事件があらわれてくる。われわれは経験でこのことをよく知っているから、どんなに奇妙な夢の話を聞かされたときも、その夢を見た人間を精神異常だなどとは思わない。夢は、こういうものを見たいと望んでも見られるとは限らないし、また、こういうものは見たくないと望んでも見せられてしまうという点で、自分の自由にならぬ精神現象である。どの点から見ても、夢は精神現象の中の例外的な存在であるといわなければならない。」

「われわれが夢を解明しようと思うなら、生理学的な『純客観的な』研究へすすむのではなく、夢の内容を規定してくるところの日常生活における精神活動がどんなものであったかという、この過程を客観的かつ全面的に検討してみなければならない。俗流唯物論が夢を解明できないのは、この全面的な検討をやらないからであり、やりたくてもできないからである。夢というものは、何も夜ねむったときに見るとは限らない。」

「それゆえ、この自覚して見る夢とねむって見る夢との関係を無視し、中間項をとびこえて、夢と現実の世界の忠実な反映とを直結する発想は、それが唯物論の立場に立とうとあるいは不可知論的であろうと、混乱をひきおこさずにはすまないのである。」

恩師と仰ぐことになるこの三浦つとむの文言は、私の研究心を大きく大きく刺激してくれることになったのでした。とはいっても、このころの私は夢を中心にすえていたわけではありません。当時の私には、なんといってもやはり弁証法が第一で、認識論がその次でしたから……。

そうする流れのなかで、月日は春秋をくり返し訪れさせてくれていき、私の「アタマとココロ」の研究はいつしか、頭脳活動の研究へと大きく学問化することになっていきました。これにも、恩師となっていた三浦つとむのお蔭があったことは当然のことです。

というより恩師の弁証法の学びを抜きにしては、まともな学問への出発は精神的に不可能だったといえます。もちろん学問の道は当然に、もう一人の恩師である滝村隆一抜きではありえなかったことも事実です。

しかし、そうは説くものの私はやがて、私の一番かつ最高の弟子であった海保静子の認識の「像の論理構造」に、しだいしだいに感化され、遂には三浦つとむ以上の教えを乞うレベルにまでなっていったのです。このことに関しては、海保静子『育児の認識学』（前出）へ寄せた私の推薦文に説いておきました。

ですから、私がこの〝夢〟講義を著述する原動力となった、以上の三浦つとむは原点としての、海保静子は学問としての夢論形成の真の恩師であると断言してよいと思います。今は亡きお二人に心からの感謝の念を捧げます。

最後になりましたが、今回も現代社小南吉彦社主にはもちろんのこと、編集者として多大の助言をいただいた柳沢節子さんには深くお礼を述べたいと思います。

二〇〇五年十二月八日

南郷　継正

南《なん》郷《ごう》 継《つぐ》正《まさ》

武道哲学・武道科学 創始者。日本弁証法論理学研究会 主宰
半世紀にわたって武道・武術を指導し，個人がより歴史性ある人間になれるように，弁証法・技術論・認識論を媒介にして，世界観を土台にした人間論をふまえて武道哲学ならびに武道科学を確立する。
武道空手を主軸に合気道・杖道・剣道・居合道・中国拳法・少林寺拳法を究明し，併せて認識および技術の発展形態の論理，すなわち上達の構造・教育の構造ならびに禅の論理，および修業と修行の構造を解明する。

著　書 『武道の理論』（科学的武道論への招待）
『武道の復権』（空手・拳法の論理）
『武道とは何か』（武道綱要）
『武道への道』（武道をとおしての教育論）
『武道修行の道』（武道教育と上達・指導の理論）
『武道講義』第一巻（武道と認識の理論Ｉ）
第二巻（武道と認識の理論II）
第三巻（武道と認識の理論III）
第四巻（武道と弁証法の理論）
『武道の科学』（武道と認識・実体論）
『弁証法・認識論への道』（以上三一書房刊）
『南郷継正 武道哲学 著作・講義全集』第一巻，第二巻，第四巻，第五巻，第六巻，第七巻，第八巻，第九巻，第十巻，第十二巻
『なんごうつぐまさが説く看護学科・心理学科学生への“夢”講義』第一巻〜第五巻
『武道哲学講義』第一巻（以上現代社）
監　修 『空手道綱要』（上達の構造）（三一書房）

現代社白鳳選書 19
なんごう つぐまさが説く
看護学科・心理学科学生への“夢”講義 第一巻

2006年 1 月30日 第1版第1刷発行
2014年 5 月12日 第1版第4刷発行

著　者 南 郷 継 正
発行者 小 南 吉 彦
印刷所 壮光舎印刷株式会社
製本所 誠 製 本 株 式 会 社

発行所 東京都新宿区早稲田鶴巻町514番地（〒162-0041） 株式会社 現 代 社
電話：03-3203-5061 振替：00150-3-68248

＊落丁・乱丁本はおとりかえいたします。

ISBN 978-4-87474-121-4 C3210